民政部福彩公益金资助项目
中国社会福利协会组织编写

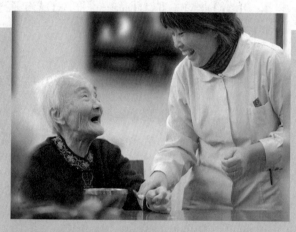

中国社会福利协会

养/老/服/务/指/导/丛/书

人力资源和社会保障部社会保障能力建设中心
岗位技能培训推荐教材

老年护理师实务培训
（高级）

丛书总主编◎ 冯晓丽

分册主编◎ 尚少梅

中国社会出版社　北京大学医学出版社　中国劳动社会保障出版社

LAONIAN HULISHI SHIWU PEIXUN（GAOJI）

图书在版编目（CIP）数据

老年护理师实务培训：高级 / 尚少梅主编. —北京：
北京大学医学出版社，2014. 4（2021. 12 重印）

ISBN 978-7-5659-0826-2

Ⅰ . ①老… Ⅱ . ①尚… Ⅲ . ①老年医学 - 护理学 -
技术培训 - 教材 Ⅳ . ① R473

中国版本图书馆 CIP 数据核字（2014）第 064701 号

老年护理师实务培训（高级）

主　　编：尚少梅
出版发行：北京大学医学出版社
地　　址：（100191）北京市海淀区学院路 38 号　北京大学医学部院内
电　　话：发行部 010-82802230；图书邮购 010-82802495
网　　址：http：//www. pumpress. com. cn
E - m a i l：booksale@bjmu. edu. cn
印　　刷：北京市荣盛彩色印刷有限公司
经　　销：新华书店
责任编辑：许　立　　责任校对：金彤文　　责任印制：罗德刚
开　　本：787 mm×1092 mm　1/16　印张：10　字数：205 千字
版　　次：2014 年 4 月第 1 版　2021 年 12 月第 2 次印刷
书　　号：ISBN 978-7-5659-0826-2
定　　价：25.00 元

分册编委会

分 册 主 编	尚少梅
副 主 编	金晓燕　王志稳
编委会成员	陈雪萍　侯淑肖　金晓燕
	尚少梅　王春晖　王志稳

序

春回大地，柳绿桃红。正值 2014 年万物复苏、百花争艳的美好时节，中国养老服务业发展又喜添新枝，由中国社会福利协会组织编写的养老服务指导丛书 — 岗位技能实务培训教材即将面世。仅为此序，是为祝贺。

我国正面临着人口老龄化的严峻挑战，发展养老服务业的任务十分繁重。自从 1999 年我国步入老龄化社会以后，发展速度十分迅速。截至 2013 年底，我国 60 周岁及以上的老年人口已突破 2 亿，达到 2.0243 亿，占总人口的 14.9%，预计在 2025 年将突破 3 亿，2034 年突破 4 亿，2054 年突破 4.72 亿。与许多国家的老龄化进程相比，我国的老龄化还呈现出高龄化、失能化、空巢化等特点，对专业化养老服务和高素质养老专业人才的需求日益增加。

中国社会福利协会是民政部主管的全国性社会组织，自 2010 年成立以来，秉承"改善民生、推进社会福利事业发展"的宗旨，积极参与养老服务标准化、信息化、专业化建设，取得了丰硕成果：研发了养老服务标准化体系框架，组织起草、论证完成了多个养老服务标准；研发了国家养老服务信息系统，数据收集、机构管理、咨询服务、远程培训以及行业管理等功能正在逐步实现；特别是自 2012 年以来，在民政部本级福利彩票公益金的资助下，组织举办了多期极具实用特色的养老护理员、专业技术人员以及管理人员培训班，既为养老服务业的发展培养了一大批合格人才，也研发了一系列高质量的养老服务培训专业教材。

养老服务指导丛书 — 岗位技能实务培训教材是中国社会福利协会教材研发工作

的成果之一。该教材从老年人和服务提供者的需求出发，围绕老年人康复服务、护理服务、居家照护服务、健康管理服务、康复辅具适配服务、中医保健服务等，汇聚了国内外最新的理论研究和实践成果，体现了较高的专业水准，具有很强的实用性和指导性。可以说，凝聚了中国社会福利协会以及长期从事养老服务理论研究、人才培训、实务操作等社会各个方面的智慧和汗水，成果来之不易。我相信，教材的出版发行，必将对提升养老服务从业人员素质、推动养老服务专业知识普及推广、深化养老服务政策理论研究，发挥重要的作用。

当前，我国养老服务业发展正面临着前所未有的机遇。新修订的《中华人民共和国老年人权益保障法》将积极应对人口老龄化上升为国家的一项长期战略任务，并从法律上确立了"以居家为基础、社区为依托、机构为支撑"的社会养老服务体系框架；国务院办公厅颁布的《社会养老服务体系建设规划（2011—2015年）》，系国家首次将社会养老服务纳入专项规划范围，并明确了"十二五"时期社会养老服务体系建设的目标任务；去年国务院颁布出台的《关于加快发展养老服务业的若干意见》（国发〔2013〕35号），对发展养老服务业做了全面安排部署，进一步明确了养老服务业在国家调结构、惠民生、促升级中的重要作用。

养老服务业前程似锦，养老服务业大有可为。让我们抓住机遇，携手并肩，努力把这一服务亿万老年人的夕阳红事业打造成蓬勃发展的朝阳产业！

民政部副部长

2014 年 4 月 15 日

前 言

　　随着老龄化社会的快速到来，我国已经成为世界上老年人口最多的国家，巨大的养老服务需求与专业化服务提供不足的矛盾日益突出。老年人最值得全社会的尊敬和爱戴，更需要关心和帮助。积极应对人口老龄化，为老年人提供有尊严的专业照护服务，从而提升老年人的生活水平和生命质量是全社会的共同愿望。近年来，政府部门将推进养老服务业快速发展作为重要民生工程，出台了一系列优惠扶持政策，其中重点强调专业化技能人才培养。2013年，国家民政部设立了彩票公益金专项资助，委托中国社会福利协会组织北京大学等相关院校及研究机构研发了养老服务职业技能系列实训教材。

　　本教材以高级职业技师培养为目标，按照《老年护理师培训大纲》编写，培训大纲按照国家制定的职业技能标准或任职资格条件的基本要求而设定，突出职业技能培养的特点，力求体现老年护理师的多重角色功能，参加《老年护理师》（高级）培训、考试合格后，将获得国家职业资格一级证书。

　　本教材由八个章节组成：分为"职业定位及素质要求""老年护理师相关基础知识""老年人能力评估""老年人护理服务的组织与实施""老年人护理服务管理实务""老年人健康教育的组织与实施""培训的实施与评价"及"老年护理师科学研究基本知识"。教材内容强调实用性和可操作性，通俗易懂，重点突出，从多个角度帮助学员理解和掌握老年照护服务技能。通过系统学习，使学习者掌握与老年人健康相关的基础知识，独立完成对老年人的评估、护理服务、护理服务组织管理、健康指导、人员培训和承担相关科研等工作。

在本册教材编写过程中，北京大学护理学院的专家团队在尚少梅教授带领下，以高度的社会责任感投身工作，深入服务机构调研，与实务工作者共同切磋，结合自身的教学经验和实践经验，并广泛征求相关领域专家意见，为教材编写付出了辛勤努力，形成了一部既具有专业水准，又具有对岗位技能培训发挥引导作用的应用型教材，与同期开发的其他岗位专业技能实训教材相配套，将为加快我国养老服务业人才队伍职业能力建设发挥重要智力支撑作用。

在此，中国社会福利协会对国家民政部、教育部、卫生部、人力资源和社会保障部领导给予的关怀、信任和指导表示衷心感谢！对全身心投入系列教材编写的专家学者们表示崇高的敬意和衷心感谢！希望在不久的将来专家们的辛勤付出能转化为各专业技能岗位的优质服务，使全国老年人安享幸福晚年。

因本系列丛书属创新性尝试，时间有限，还需在培训工作实践中不断充实完善，不足之处恳请广大读者和学习者加以批评指正，并提出修改完善意见，我们将不胜感激。

丛书编委会

分册编委会

2014 年 2 月

目　录

中国社会福利协会养老服务指导丛书

第1章
职业定位及素质要求

学习目标

➢ 描述老年护理师的职业定位和主要工作内容

➢ 陈述申请老年护理师职业资格的基本条件

➢ 描述老年护理师的基本要求

➢ 陈述老年护理师的职业道德要求

第1节 职业定位

我国国家技术性职业（工种）和职业资格证书分五个技术工人职称等级：初级技工、中级技工、高级技工、技师、高级技师。技师是技能高超的技术人员、能工巧匠，具有丰富的实践经验，能在本工种难度较大的工艺加工、复杂设备、调整维修等方面起到重要作用，并能根据所在单位担任传授技艺的角色，培训技术工种的熟练工人。高级技师是在高级技术工人中设置的高级技术职务，因此，高级技师应在技术密集、工艺复杂的行业中具有高超技能并作出突出贡献的技师中考评、聘任。

老年护理师属于老年护理服务领域的高级技师，是对处于自理能力障碍的老年人进行专业性协助，从而满足老年人身体、精神、社会各方面需求，使老年人能够获得满意的、自立的生活的专业人员，是具备全面的老年人护理服务技能的专业化职业人才，是衔接养老服务和医疗护理服务的专门技术型人才。老年护理师的培养属于职业教育系列，按照国家制订的职业技能标准或任职资格条件的基本要求，需在养老护理技师的基础之上，进行专业化培训及职业资格鉴定等。完成培训、考试合格后将获得国家职业资格一级证书。

第2节 职业资格

老年护理师的职业资格是从事养老及老年人护理服务所必备的知识、技术和能力的基本要求，反映了"老年护理师"为适应养老职业劳动需要而运用特定的知识、技术和技能的能力；因此，老年护理师的职业资格要求应与养老护理员（高级技师）国家职业技能标准的具体要求密切结合，更直接、更准确地反映特定职业的实际工作标准和操作规范，以及老年护理师从事该职业所应达到的实际工作能力水平。

申请资格

凡遵守国家法律、法规，恪守职业道德，具备下列条件之一者，可以申请参加老年护理师职业资格考试：

1. 取得本职业技师资格证书后，连续从事本职业工作3年及以上，并做出突出贡献，经老年护理师的正规培训达规定的标准学时数，并取得结业证书。

2. 取得本职业技师资格证书后，累计受聘5年以上者。

3. 取得本职业高级职业资格证书的高级技工学校本职业（专业）毕业生，连续从事本职业工作2年以上。

4. 中专及以上具有医学相关背景的毕业生，从事本职业工作1年以上。

上述申请条件中有关学历或学位的要求是指经国家教育行政主管部门承认的正规学历或学位；有关高级职业资格证书的要求是指按照国家职业标准，经政府认定的考核鉴定机构评价和认证的职业资格证书。

按照国家职业标准的老年护理师资格的要求，各科目的成绩皆达60分及以上者为合格，授予"老年护理师"证书。老年护理师考试成绩实行两年为一个周期的滚动管理办法。

第3节 岗位职责

岗位职责是指按照一个岗位所要求的需要去完成的工作内容以及应当承担的责任范围。

一、老年护理师主要从事工作内容

1. 在养老机构、社区日间中心、居家为完成综合的、较复杂和连续的老年护理技术性服务；

2. 老年人能力评估；

3. 老年人护理服务等级划分及服务流程确定；

4. 老年人健康教育的实施与评价；

5. 养老护理员的培训及业务指导；

6. 老年护理服务质量管理；

7. 参与老年人护理服务的相关研究。

二、老年护理师的基本要求

按照老年护理师岗位职责所涉及的主要内容，并且结合其在养老机构、社区、居家的实际工作情况制订出老年护理师应具备的基本知识、技术和技能，以便其能够在工作中正确执行各种规范以保证高质量的服务。老年护理师的基本要求包括：

1. 具有养老护理方面较高的专业理论知识，并掌握与养老护理有关理论知识和操作技能；

2. 具有高水平的养老护理专业技能和综合操作技能；

3. 在养老护理服务中在技术攻关、工艺革新和技术改革方面有创新，并能够独立处理和解决养老护理服务中高难度、高复杂性的技术问题；

4. 能组织开展对各级养老护理员的专业技术培训；

5. 能组织、指导下级养老护理员进行工作；

6. 具有一定的管理能力。

第4节　职业道德

一、职业道德基本知识

1. 道德

道德是社会、阶级调节人与人之间、人与社会、人与自然之间各种关系的行为规范的总和。由社会舆论、传统习惯、所受教育和信念来维持。既渗透各个方面又在各方面显现出来，如思维、言论、行为等，最终成为其行为的准则和评判标准。

2．职业道德

职业道德是同人们的职业活动紧密联系的符合职业特点所要求的道德准则、道德情操与道德品质的总和，它既是在职业活动中的行为标准和要求，又是职业对社会所担负的道德责任与义务。职业道德属于自律范围，它通过公约、守则等对职业生活中的某些方面加以规范。

（1）特点

职业道德特点是在道德的基础上突出了行业性、连续性、实用性、规范性、社会性和时代性。

（2）社会作用

通过个人的道德规范，调节、提高从业人员的素质，并用自己的行为服务于社会，以促进整个社会的道德水准。

（3）主要内容

职业道德主要包含的内容是：爱岗敬业，诚实守信，办事公道，服务群众，奉献社会，素质修养。职业道德是一种职业规范，被社会普遍认可，是长期以来自然形成的，没有确定形式，通常体现为观念、习惯、信念等；职业道德依靠文化、内心信念和习惯，通过员工的自律实现，大多没有实质的约束力和强制力。职业道德标准多元化，代表了不同企业可能具有不同的价值观，承载着企业文化和凝聚力，影响深远。

二、老年护理师职业道德

1．热爱养老护理工作、忠于职守、对工作负责，对老年人热忱。

2．以人为本，尊老敬老，根据老年人生理、心理、社会等方面需求的特点，在尊重老年人的前提下，为老年人提供全方位的护理服务。

3．尊重老年人的权利，平等待人，注意保护老年人的隐私，做老年人利益的忠实维护者。

4．在专业技术方面，求实进取，对护理服务技术精益求精。

5．对同事以诚相待，互敬互让，助人为乐，通力合作。

6．举止端庄，文明礼貌，遵章守纪。

7．廉洁奉公，不接受老年人及其家属馈赠，不言过其实，不弄虚作假。

8．以奉献为本，自尊自爱，自信自强。

小结

　　老年护理师属于老年护理服务领域的高级技师，是对处于自理能力障碍的老年人进行专业性协助，从而满足老年人身体、精神、社会各方面需求，使老年人能够获得满意的、自立的生活的专业人员。本章明确界定了老年护理师的职业定位，并以此定位为依据，清晰地描述了老年护理师的职业资格、岗位职责以及职业道德要求，使学员能够了解申请老年护理师的基本条件，并为今后的老年护理师的工作提出了明确的要求和方向。

> **思 考 题**
>
> 1. 申请老年护理师的基本要求有哪些？
> 2. 老年护理师的工作内容有哪些？
> 3. 简述作为一名老年护理师，应遵守哪些职业道德规范。

第2章
老年护理师相关基础知识

学习目标

➤ 描述老年护理师的相关概念：失能、护理服务、老年护理

➤ 描述老年人护理服务中的常见伦理问题及处理方式

➤ 陈述老年人护理服务中的常见法律问题及处理方式

第1节　相关概念

随着社会的进步和人民生活水平的不断提高，人类预期寿命普遍延长，人口老龄化已成为全世界关注的问题；因此，老年护理师应了解老年人群的界定、失能的概念，护理及护理服务的概念，从而为进一步以评估老年人的能力为基础，提供适合老年人需求的养老护理服务打下基础。

一、老年人的界定

人的生命周期是一个生物、心理、社会诸方面的动态发展变化过程，可以划分为若干个年龄阶段。其中，成年人可以分为青年期、中年期和老年期。世界卫生组织（WHO）规定，65岁以上为老年人，欧美及发达国家采用了这一标准。根据社会经济发展状况等因素，亚太地区老年学会议提出本地区的标准是60岁以上为老年人。我国中华医学会老年学会也提出60岁以上作为我国现行的老年人划分标准。随着社会发展，WHO进一步将年龄段进行了划分，将老年期进行了细化，规定18～44岁为青年期，45～59岁为中年期，60～74岁为老年前期，75～89岁为老年期，90岁及以上为长寿老年期。

随着科学技术的发展，人们的生活水平不断提高，人口从过去的高出生率、高死亡率转

变为现在的低出生率、低死亡率，人口的平均预期寿命逐渐延长，人口老龄化成为世界性的变化趋势。人口老龄化又称为人口老化，评价人口老龄化的主要指标是老年人口系数，即老年人口比例。WHO 建议的人口类型评价标准为：60 岁及以上的老年人占总人口的 8% 以下为青年人口型，8% ~ 10% 为成年人口型，10% 以上为老年人口型；或 65 岁及以上的老年人占总人口的 4% 以下为青年人口型，4% ~ 7% 为成年人口型，7% 以上为老年人口型。按照上述标准，我国统计局在 1999 年 10 月公布 60 岁及以上人口达到总人口数的 10%，标志着我国已进入老年人口型国家。

二、失能的相关概念

1980 年，世界卫生组织正式出版了《国际残损、残疾和残障分类》(ICIDH)，首次提出失能的概念、分类及其编码。失能是指以人们正常方式或范围所从事活动能力的局限或缺乏，通常是由损伤所致，包括功能限制和活动受限两部分。功能限制包括自我认识、时空定位（记忆能力）、获取知识（学习能力）、理解语言、谈话、听、看、排泄控制力、运动能力、行走能力、登梯、身体运动（蹲、跪、屈）、灵活性（抓、捏、握）以及其他活动能力的丧失；活动受限分为简单活动受限和较复杂活动受限。简单活动受限主要指日常生活能力的限制，包括穿衣、沐浴或洗漱、用餐、大小便和拾物（捡地板上的东西）。较复杂的活动受限指工具性日常活动，包括做家务、洗衣、购物、理财、照料儿童，还包括学习活动受限、就业及工作受限。ICIDH 对失能的编码分为九类，包括行为（主要指职业角色）；交流能力（包括听讲与谈话）；自我照料（穿衣、用餐、咀嚼、做饭）、运动能力（运动、行走、登梯、变换体位、举物能力等）；身体体位运动（如拾物）；灵活性；工作能力；特殊技能；其他活动受限。

大多数学者通常依据日常生活活动能力的评定来判定失能状况，包括基本日常生活活动能力（ADL）和工具性日常生活活动能力（IADL）两个指标。前者包括吃饭、洗澡、穿衣、控制大小便、上厕所、室内活动（上下床、站立行走）等日常生活必备的功能项目，这些功能状态的完好与否影响个体的基本自我照顾能力；后者包括做家务、洗衣、做饭、购物、服药、打电话、理财、外出等在家中独立居住所必备的功能项目，这些功能状态的完好与否影响个体的生活独立性。

老化、伤残和疾病均会导致老年人出现各种机体功能障碍，从而导致部分或完全失能。随着机体的老化，老年人发生各种急、慢性疾病的概率增加，包括始发于老年期的白内障、神经性耳聋、骨质疏松症、老年痴呆等疾病，也包括非老年人特有，但随着年龄增长发病率增加的疾病，如高血压、糖尿病、冠状动脉粥样硬化性心脏病（冠心病）、慢性阻塞性肺病、心力衰竭等。由于多种疾病并存、多器官功能低下、对治疗的反应和依从性差、药物不良反应增加等多重原因，老年人容易出现不同程度的日常生活活动受限，逐渐丧失独立生活的能力，从而处于部分失能或完全失能状态，需要部分直至完全依赖于别人的照料。因此，伴随着老龄人口的增多，失能老人的数量也迅速增加。失能老人长期依赖于他人提供生活照顾和医疗护理服务，对长期照护服务提出了较高需求和挑战。

三、护理与护理服务

1. 护理

随着科学技术的发展和医学的进步，护理学逐渐成为一门独立学科。在不断实践的基础上，人们对于护理的认识也在不断加深和变化。护理是综合应用人文、社会和自然科学知识，以个人、家庭及社会群体为服务对象，了解和评估他们的健康状况和需求，对人的整个生命过程提供照顾，以实现减轻痛苦、提高生存质量、恢复和促进健康的目的。

> ### 📌 知识链接
>
> #### 护理概念及内涵的演变
>
> 现代护理学的创始人南丁格尔曾在她的《护理札记》中指出，"护理的内涵不仅仅限于给药和用药，还应包括其他一些内容，比如新鲜的空气、光线、温度、清洁、安静和饮食的安排与选择，这些对患者来说都是非常重要的"。美国著名护理学家 Virginia Henderson 提出，"护理是协助患者或健康人进行有利于健康或健康恢复的活动（或帮助濒死者平静地死亡），直到患者或健康人有能力、意愿和知识独立照顾自己。"美国护士协会（American Nurses Association，ANA）对护理定义为："护理是通过诊断和处理人类的反应来保护、促进、优化健康和能力，预防疾病和伤害，减轻痛苦，并倡导对个人、家庭、社区和群体的照顾。"

2. 护理服务

1970 年，护理学者玛莎罗格提出，护理的服务对象是所有的人，只要是有人的场所，就有护理服务，护理服务的中心应是人和人所处的世界。护理服务不仅包括护士所提供的服务，也包括助理护士/养老护理员、护士学生、病房秘书等广义的护理人员提供的服务。国际通用的信息检索所需的医学主题词中对于护理服务定义为"组织和实施护理活动的统称"。因此，护理服务是一个较宽泛的概念，世界卫生组织认为，护理服务是整体卫生组织的一部分，致力于满足人们的护理需求的活动，这个概念提示：①满足人们护理需求的所有活动都应属于护理服务；②护理服务针对服务对象而言，应以服务对象为中心，见图 2-1。

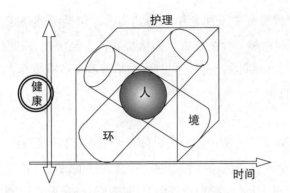

图 2-1　护理服务的基本理念示意图

3. 老年护理

老年护理是指老年人由于其生理、心理受损，生活不能自理，在较长时期内，甚至在生命存续期内，都需要别人给予日常生活照料、医疗护理服务（医院内护理、出院后护理以及康复护理训练）等服务。其目的是在提高病理性衰老或正常衰老老年人的生活质量，也是预防新疾病发生的重要措施。其目标不是为了治愈疾病和残障，而是为了增强生活自理能力，实现健康老龄化。老年人的失能状况是导致其产生长期护理需求的主要因素。

第2节　老年人护理服务中的伦理与法律问题

一、老年护理服务中应遵循的伦理学原则

1. 伦理学基本原则

（1）尊重原则

在为老年人提供护理服务中的尊重原则主要是指对老年人的自主性的尊重。也就是说护理人员应当尊重有自主能力的老年人自我选择、自由行动或按照个人的意愿自我管理和自我决策的权利和行为。因此，如何尊重老年人的自主性，老年人的自主性有哪些限制等问题就成为实践过程中需要着重考虑的问题。

◇ 尊重老年人知情同意的权利。

◇ 尊重老年人的自主性。

◇ 尊重老年人的隐私权。

（2）不伤害原则

不伤害是指在护理过程中不使老年人受到伤害，包括身体伤害（如疼痛、并发症、损伤、残疾和死亡等）和精神、社会伤害（如精神痛苦、经济损失和受侮辱歧视等）。不伤害的义务既包括避免或减少实际的伤害，同时也意味着避免或减少伤害的风险，即在护理过程中，应将风险降到最低。

（3）有利原则

"有利"，从狭义来讲，是指护理人员履行对老年人有利的行为。从广义来讲，是指护理人员的行为不仅对老年人有利，还有利于促进社会人群的健康。护理人员在护理过程中，应当力促将风险最小化。因此，在护理过程中，也需要评估风险－受益的比例，即如果老年人面临风险的同时也能获益，那么，哪些是可接受的风险－受益比？当风险－受益比低到何等程度时需要考虑放弃此种风险？

（4）公正原则

公正是指不偏私、不偏袒和正直。所谓社会公正，主要指对一定社会结构、社会关系和社会现象的一种伦理认定和道德评价，具体表现为对一定社会的性质、制度以及相应的法律、法规、章程和惯例等的合理性和合理程度的要求和判断，社会公正是衡量社会合理性和进步性的一个标志。个人公正，既指个人行为的一种根本原则，也指个人的一种优良品德，主要表现在个人为人处事中，能以当时社会的法律、规章和惯例等为标准，严格规范自己的行为，正直做人，办事公道，能够保持自己行为的合法性、合理性和正当性。

2. 常见伦理问题及其防范

由于机构内养老护理服务与医疗机构内护理服务在工作场所、工作特点、工作内容和工作任务方面的明显差异，在养老护理服务实践中的护理人员与老年人的关系完全也有别于医院，各类老年人是主要服务对象。护理人员与老年人的接触更加密切、直接和频繁。由于养老机构内护理服务特点，必然会产生一些无法回避的法律和伦理方面的问题，对这些问题如果认识不足、处理不当都会直接影响老年人护理服务质量，易导致纠纷。

（1）常见的问题

在长期照护老年人的过程中可能会出现以下问题：不配合、意外、违约、泄密、事故、差错和纠纷。

（2）防范策略

◇ 尊重服务对象的人格：在护理服务中，护理人员会接触到一些特殊的老年人，如长期患慢性病的老年人、精神行为问题老年人等，护理人员在工作中应以人道的需要行事，有爱心、耐心和同情心，要尊重这些特殊老年人，不能因为他们疾病的特殊性而损害他们的人格和尊严。

◇ 尊重服务对象的权利：由于在养老机构这个特定环境，护理人员应注意尊重老年人的权利，保护他们的合法权益不受到侵害。

◇ 公正地对待每一位服务对象：护理人员在单独护理老年人时，对老年人的家庭背景、社会地位、经济状况等比较了解，因此，护理人员应培养自己的慎独意识和慎独行为，对每一位老年人都应认真负责，慎独尽责，做到一视同仁，严格按照操作规程和职业伦理道德规范做好各项工作。

◇ 有高度的责任感和严格的自律：高度的责任感体现在对老年人的亲情，对患慢性病等老年人的心灵安抚，对逝者的临终关怀和善后处理。由于养老机构中护理的老年人在很多情况下是健康人群、患病和失能老人都住在一起，老年护理师以整个机构利益为重，对机构的所有老人负责。

◇ 坚持团结协作精神：在护理服务工作中，与相关人员建立团结协作关系，护理人员、医技人员的同心协力，树立整体观念，技术上相互搭配，工作上密切合作。

📌 案例

王老先生，75 岁。偏瘫卧床 2 年，思维清楚，近几天老人常做恶梦，常被恶梦惊醒，并描述已故的人来找他，睡觉不关灯。他向养老护理员说出他的症状，养老护理员却觉得这种事没什么好担心的而不重视，王老先生却越来越憔悴……

1. 请用以上伦理的知识分析养老护理员的行为存在哪些问题？
2. 如果你是养老护理员，你认为应该如何处理？

二、老年护理服务中法律法规

1. 了解老年人相关的法律法规

在我国的法律体系中，保护老年人合法权益是立法的一项重要原则。在宪法、民法、刑法、行政法、继承法、婚姻法及地方性法规中都有关于老年人权益保护的相关法律规定。《中华人民共和国老年人权益保障法》1996 年的正式出台，成为我国老年人权益保障的重要里程碑。2000 年，国务院发布了《关于加强老龄工作的决定》；2006 年，全国老龄委办公室、国家发展改革委、教育部、民政部等十部委联合下发了《关于加快发展养老服务业的意见》；2008 年全国老龄委办公室、国家发展改革委等 10 部委联合下发《关于全面推进居家养老服务工作的意见》。民政部 2011 发布了《社会养老服务体系建设规划（2011—2015 年）》。其中《中华人民共和国老年人权益保障法》经 1996 年 8 月 29 日八届全国人大常委会第 21 次会议通过；根据 2009 年 8 月 27 日十一届全国人大常委会第 10 次会议《关于修改部分法律的决定》修正；2012 年 12 月 28 日十一届全国人大常委会第 30 次会议修订，2012 年 12 月 28 日中华人民共和国主席令第 72 号公布。《老年人权益保障法》分总则、家庭赡养与扶养、社会保障、社会服务、社会优待、宜居环境、参与社会发展、法律责任、附则 9 章 85 条，与老年人分开居住的家庭成员，应当经常看望或者问候老年人（常回家看看），不常看望老人将违法，自 2013 年 7 月 1 日起施行。护理人员应对涉及的相关内容进行学习。

2．老年人权益保护中存在的问题

老年人的数量将持续急速增长，迅速成为庞大的需要社会关注和关心的弱势群体。在我国现阶段以及今后的较长一段时间，养老主要还需依靠家庭。老年人的财产所有权、婚姻权利的保障虽然在法律中都有明文规定，但是因违法而产生的法律责任则缺乏可操作性，因此，在实践中老年人权益受到侵害的现象还时有发生，护理人员在工作中可能遇到的问题包括：老年人的赡养问题、老年人的财产保护问题以及老年人的婚姻问题。面临这些问题时，需要对相关的法律法规有所了解，以便选择合理合法的策略帮助老年人。

3．处理策略

（1）加大宣传力度，树立维权意识；

（2）管理部门应制订相关的社会福利政策，法规和规章。在完善配套法规的基础上，政府还要制订社会福利机构的规划，使社会福利机构和社会福利事业发展适应老人的需要；

（3）建立制度标准，确保规范运营。建立、健全养老服务相关法规和准入、退出、监管制度、规范养老服务市场行为。加快出台和完善养老服务的相关服务标准、设施标准和管理规范；

（4）司法服务进机构，为老年人维权提供切实保障

接纳法律专业的大学生为法律志愿者，在机构开展法律服务。一方面可以为大学生创造一个锻炼自我、提升自我的社会实践机会。另一方面也为老年人、机构服务人员提供解答法律疑问和援助的机会。其次，机构可以与当地司法局联系，设立"法律援助中心联系点"，专门受理严重侵犯老年人权益的案件，特别针对一些经济贫困、无诉讼能力的老年人，为其提供法律援助，帮助老年人打官司、讨公道，以维护老年人的合法权益；

（5）加强学习，将法律法规相关内容纳入岗位培训，建立长效机制。

小结

　　人口老龄化已成为全世界关注的热点问题。通过本章的学习，使老年护理师了解老年人的界定，人口老龄化伴随的问题，失能、护理、护理服务和老年护理的概念，以及在老年人护理服务中伦理与法律相关知识，以提高老年护理师在从事护理服务时的伦理与法律意识，切实保障老年人的权益。

思 考 题

1. 什么是失能？什么是老年护理？

2. 老年人护理服务中常见的伦理问题有哪些？应该如何应对？

3. 老年人护理服务中常见的法律问题有哪些？应该如何应对？

第3章
老年人能力评估

学习目标

➤ 说出老年人能力评估的基本内容

➤ 能应用老年人能力评估表对老年人进行评估

➤ 能根据老年人能力评估的等级划分标准，对老年人的能力等级做出判定

第1节 老年人能力评估的基本内容

对老年人的能力进行评估和分级，是制订护理服务标准和提供分类服务的重要依据，从而充分利用有限的资源，为老年人提供适合其能力等级的照护服务。我国民政部委托全国社会福利服务标准化技术委员会，在调查研究和论证基础上，编制了《老年人能力评估》行业标准。在该标准中，老年人能力评估的内容包括日常生活活动、精神状态、感知觉与沟通、社会参与4个方面（见表3-1），分别从生理、心理、精神、社会方面对老年人能力进行全面评估，最后进行综合评价，判定老年人能力等级。

表 3-1 老年人能力评估的内容指标

一级指标	二级指标
日常生活活动	进食、洗澡、修饰、穿衣、大便控制、小便控制、如厕、床椅转移、平地行走、上下楼梯
精神状态	认知功能、行为问题、抑郁症状
感知觉与沟通	意识水平、视力、听力、沟通交流
社会参与	生活能力、工作能力、时间/空间定向、人物定向、社会交往能力

一、日常生活活动

日常生活活动是个体为独立生活而每天必须反复进行的、最基本的、具有共同性的身体动作群，即完成进食、洗澡、修饰、穿衣、大便控制、小便控制、如厕、床椅转移、平地行走、上下楼梯等日常生活活动的能力。

日常生活活动是反映老年人健康状况及生活质量的重要指标之一，一旦老年人丧失生活自理能力，不仅限制其活动自由，影响生活质量，而且给家庭和社会带来沉重的负担。因此，日常生活活动成为老年人能力评估最基本的内容。在各个国家和地区的老年人能力评估及分级工具中，均涉及日常生活活动的评估项目（见表3-2）。

📌 知识链接

表 3-2　各国及地区老年人能力评估工具及内容概览

国家 / 地区	评估工具	评估内容
美国	美国联邦政府指定的评估工具：InterRAI/MDS（Minimum Data Set）	基本信息、疾病诊断、用药情况、身体状况、所需的康复服务、日常生活能力、感觉 / 知觉 / 沟通、行为状态、约束 / 安全设备、健康状况及问题、治疗性干预措施等方面
英国	主要采用"Easy Care"作为评估工具	行为、认知、心理 / 情绪、沟通、活动、营养、大小便、皮肤、呼吸、用药、意识状态、其他特殊问题等方面
澳大利亚	ACFI（Aged Care Funding Instrument），由老年护理评估小组进行评估	营养、移动、个人卫生、大小便、认知、精神状态、言语行为、身体行为、抑郁、用药、复杂健康问题等方面
日本	在 MDS 基础上改编的老年人能力评估调查表，由地方政府设立的评估委员会进行评估	身体功能和起居动作、生活功能、认知功能、精神 / 行为障碍、社会生活的适应性、特殊医疗服务、残疾老年人和认知症老年人的日常生活自理度 7 个方面
中国香港地区	在 MDS 基础上改编的"长者健康及家居护理评估"系统。由社会福利署下设的专业评估委员会进行评估	认知、沟通、视力、情绪和行为、心理状态、身体功能、排泄、活动、健康状况、疾病诊断、口腔和营养、用药、特殊治疗等方面

二、精神状态

包括认知功能、行为问题、抑郁症状 3 个方面。

1. 认知功能

包括记忆力、定向力、注意力、判断力、解决问题的能力等。认知功能对老年人是否能够独立生活有重要的影响。因此，用简易方法判断老年人是否存在认知功能障碍，是精神状态评估的一个重要内容。

2. 行为问题

部分老年人由于疾病、性格改变等原因，可能出现一些异常行为。其中，攻击行为（包括身体攻击行为和语言攻击行为）不但给老年人自身的安全带来危险，而且会危及周围老年人及照护人员的安全，对老年护理服务的提供及其管理带来挑战。因此，评估老年人是否有攻击行为，是行为问题评估的关键内容。

3. 抑郁症状

老年人不但要经历身体功能的老化和各种慢性疾病的侵袭，而且面临离退休、丧偶、子女离家等负性生活事件，容易出现抑郁情绪。被抑郁情绪困扰的老年人表现为情绪低落、思维迟缓、丧失兴趣、缺乏活力、食欲减退、失眠等，不但影响老年人的日常活动，而且易导致自杀行为发生，严重危及老年人的生命安全。因此，抑郁症状是老年人能力评估的内容之一。

三、感知觉与沟通

包括意识水平、视力、听力、沟通交流 4 个方面。

1. 意识水平

分为神志清醒、嗜睡、昏睡、昏迷等不同水平，直接影响老年人的活动能力和照护需求。

2. 视力

老年人由于视神经的老化，以及老年性白内障等疾病的影响，给视力带来一定程度的影响，从而影响其日常生活的独立性。

3. 听力

听力的下降以及老年性耳聋等疾病，使老年人对周围环境的适应能力下降，从而在一定程度上影响老年人日常生活的独立性。

4. 沟通交流

老年人能否准确表达自己的需求和感受，以及能否正确理解他人的话，对其生活有着直接影响。因此，感知觉与沟通是老年人能力评估的重要内容之一。

四、社会参与

社会参与指个体与周围人群和环境的联系与交流的能力，包括生活能力、工作能力、时间／空间定向、人物定向、社会交往能力。

社会参与能力对老年人生活的独立性及其生活质量有很大影响。因此，对老年人进行能力评估时，除了涉及生理和心理方面的能力之外，还应涉及社会能力的评估。

第 2 节　老年人能力评估的工具和方法

在《老年人能力评估》行业标准中，为老年人能力评估和分级提供了科学、规范和可操作性的工具，分为老年人能力评估基本信息表、老年人能力评估表、老年人能力评估报告 3 部分，并提供了辅助工具"老年人能力等级判定卡"。

一、老年人能力评估基本信息表

包括 3 个模块，即评估基本信息、被评估者的基本信息、信息提供者及联系人信息。该表格主要提供被评估者的背景信息。同时，其中的疾病信息和意外事件是能力等级变更的依据之一。

1. 评估基本信息

该模块包括评估编号、评估基准日期、评估原因 3 个项目（见表 3-3）。

表 3-3　评估基本信息

A.1.1 评估编号	
A.1.2 评估基准日期	□□□□年　□□月　□□日
A.1.3 评估原因	1 接受服务前初评　　　　　　　　　　　　　　　□ 2 接受服务后的常规评估 3 状况发生变化后的即时评估 4 因评估结果有疑问进行的复评

（1）A.1.1 评估编号

评估员依据民政部门或评估机构确定的编号规则，用阿拉伯数字填写。

（2）A.1.2 评估基准日期

用阿拉伯数字填写开始对这名老年人进行评估的年、月、日。年填写 4 位数字，月、日各填写 2 位数字，如 2014 年 2 月 8 日开始评估，则填写为 2014 02 08。

（3）A.1.3 评估原因

包括接受服务前初评、接受服务后的常规评估、状况发生变化后的即时评估、因评估结果有疑问进行的复评 4 个选项。根据评估的实际原因，在相应的选项序号上打"✓"，并将选项序号填写在该项目后面的"□"内。

2. 被评估者的基本信息

该模块包括人口社会学资料和疾病信息两部分内容（见表 3-4）。由评估员通过询问老年人或照护者，或查阅医疗病历、老年人的健康档案等途径填写相关信息。

表 3-4　被评估者的基本信息

A.2.1 姓名		
A.2.2 性别	1 男　　2 女	□
A.2.3 出生日期	□□□□年 □□月 □□日	
A.2.4 身份证号		
A.2.5 社保卡号		
A.2.6 民族	1 汉族　　2 少数民族 _____	□
A.2.7 文化程度	1 初中及以下　2 高中　3 中专　4 大专　　5 本科　6 研究生及以上	□
A.2.8 宗教信仰	1 基督教　2 佛教　3 道教　4 伊斯兰教　5 其他 _____	□
A.2.9 婚姻状况	1 未婚　　2 已婚　　3 丧偶　　4 离异	□
A.2.10 居住情况	1 独居　　2 与配偶 / 伴侣居住　3 与子女居住　4 与父母居住 5 与兄弟姐妹居住　6 与其他亲属居住　7 与非亲属关系的人居住 8 住养老机构	□
A.2.11 医疗费用支付方式	1 城镇职工基本医疗保险　　2 城镇居民基本医疗保险 3 新型农村合作医疗　　　　4 商业医疗保险 5 公费　　6 全自费　　7 其他 _____	□ / □ / □ / □
A.2.12 经济来源	1 退休金 / 养老金　2 子女补贴　3 亲友资助　4 其他 _____	□ / □ / □ / □

A.2.13 疾病诊 断	A.2.13.1 认知障碍/痴呆	0 无　　1 轻度　　2 中度　　3 重度	☐
	A.2.13.2 精神疾病	0 无　1 精神分裂症　2 双相情感障碍　3 偏执性精神障碍 4 分裂情感性障碍　　5 癫痫所致精神障碍 6 精神发育迟滞伴发精神障碍	☐
	A.2.13.3 慢性疾病		
A.2.14 近 30 天 内意外 事件	A.2.14.1 跌倒	0 无　1 发生过 1 次　2 发生过 2 次　3 发生过 3 次及以上	☐
	A.2.14.2 走失	0 无　1 发生过 1 次　2 发生过 2 次　3 发生过 3 次及以上	☐
	A.2.14.3 噎食	0 无　1 发生过 1 次　2 发生过 2 次　3 发生过 3 次及以上	☐
	A.2.14.4 自杀	0 无　1 发生过 1 次　2 发生过 2 次　3 发生过 3 次及以上	☐
	A.2.14.5 其他		

（1）A.2.1 姓名

在该栏中，用汉字填写被评估者的真实姓名。

（2）A.2.2 性别

在相应的选项序号上打"√"，并将选项序号填写在该项目后面的"☐"内。

（3）A.2.3 出生日期

用阿拉伯数字填写出生日期。年填写 4 位数字，月、日各填写 2 位数字，如某老年人是 1937 年 6 月 12 日出生，则填写 1937 06 12。

（4）A.2.4 身份证号

用阿拉伯数字填写身份证号（18 位数字）。

（5）A.2.5 社保卡号

用阿拉伯数字填写社保卡号。

（6）A.2.6 民族

◇ 在相应的选项序号上打"√"，并将选项序号填写在该项目后面的"☐"内。

◇ 若选择 2，还需在横线上写出具体的民族名称。

（7）A.2.7 文化程度

在相应的选项序号上打"√"，并将选项序号填写在该项目后面的"☐"内。

（8）A.2.8 宗教信仰

◇ 在相应的选项序号上打"√"，并将选项序号填写在该项目后面的"☐"内。

◇ 若选择 5，还需在横线上写出具体的宗教信仰。

◇ 若无宗教信仰，在"□"内填写数字 0。

（9）A.2.9 婚姻状况

在相应的选项序号上打"√"，并将选项序号填写在该项目后面的"□"内。

（10）A.2.10 居住情况

询问老年人最近一个月的居住情况。若因患病短期住在急性病医院，询问住院前的居住情况。在相应的选项序号上打"√"，并将选项序号填写在该项目后面的"□"内。

（11）A.2.11 医疗费用支付方式

◇ 可多选，在相应的选项序号上打"√"，并将选项序号填写在该项目后面的"□"内。

◇ 若选择 7，还需在横线上写出具体的医疗费用支付方式。

（12）A.2.12 经济来源

◇ 可多选，在相应的选项序号上打"√"，并将选项序号填写在该项目后面的"□"内。

◇ 若选择 4，还需在横线上写出具体的经济来源。

（13）A.2.13 疾病诊断

◇ 根据医生诊断情况，填写已经确诊的疾病情况，在相应的选项序号上打"√"，并将选项序号填写在该项目后面的"□"内。

◇ 对于慢性疾病，填写已经确诊的慢性疾病名称及确诊年、月。

（14）A.2.14 近 30 天内意外事件

◇ 在相应的选项序号上打"√"，并将选项序号填写在该项目后面的"□"内。

◇ 若有跌倒、走失、噎食、自杀之外的其他意外事件，在"A.2.14.5 其他"栏内填写具体的意外事件及发生频次。

3. 信息提供者及联系人信息

该模块包括信息提供者的姓名、与老年人的关系；联系人的姓名和联系电话（见表 3-5）。由评估员通过询问信息提供者填写相关信息。

表 3-5　信息提供者及联系人信息

A.3.1 信息提供者的姓名	
A.3.2 信息提供者与老年人的关系	1 本人　　2 配偶　　3 子女　　4 其他亲属　　5 雇佣照顾者 6 其他 _____ 　　　　　　　　　　　　　　　　　　　　　　□
A.3.3 联系人的姓名	
A.3.4 联系人的电话	

（1）A.3.1 信息提供者的姓名

用汉字填写信息提供者的真实姓名。

（2）A.3.2 信息提供者与老年人的关系

◇ 在相应的选项序号上打"√"，并将选项序号填写在该项目后面的"□"内。

◇ 若选择 6，还需在横线上写出具体的关系。

（3）A.3.3 联系人的姓名

用汉字填写联系人的真实姓名。

（4）A.3.4 联系人的电话

用阿拉伯数字填写联系人的电话号码。

二、老年人能力评估表

这是老年人能力评估的主体部分，由日常生活活动评估表、精神状态评估表、感知觉与沟通评估表、社会参与评估表 4 个评估表组成，共 22 个二级指标。对这些指标的评估结果，是进行老年人能力等级划分的主要依据。

1. 日常生活活动评估表

包括进食、洗澡、修饰、穿衣、大便控制、小便控制、如厕、床椅转移、平地行走、上下楼梯 10 个评估项目，以及日常生活活动总分 1 个结果项目（见表 3-6）。

表 3-6　日常生活活动评估表

二级指标	分值	评分标准
B.1.1 进食： 指用餐具将食物由容器送到口中、咀嚼、吞咽等过程	□分	10 分，可独立进食（在合理的时间内独立进食准备好的食物）
		5 分，需部分帮助（进食过程中需要一定帮助，如协助把持餐具）
		0 分，需极大帮助或完全依赖他人，或有留置营养管
B.1.2 洗澡	□分	5 分，准备好洗澡水后，可自己独立完成洗澡过程
		0 分，在洗澡过程中需他人帮助
B.1.3 修饰： 指洗脸、刷牙、梳头、刮脸等	□分	5 分，可自己独立完成
		0 分，需他人帮助

二级指标	分值	评分标准
B.1.4 穿衣： 指穿脱衣服、系扣子、拉拉链、穿脱鞋袜、系鞋带	□分	10分，可独立完成
		5分，需部分帮助（能自己穿脱，但需他人帮助整理衣物、系扣子／鞋带、拉拉链）
		0分，需极大帮助或完全依赖他人
B.1.5 大便控制	□分	10分，可控制大便
		5分，偶尔失控（每周 <1 次），或需要他人提示
		0分，完全失控
B.1.6 小便控制	□分	10分，可控制小便
		5分，偶尔失控（每天 <1 次，但每周 >1 次），或需要他人提示
		0分，完全失控，或留置导尿管
B.1.7 如厕： 包括去厕所、解开衣裤、擦净、整理衣裤、冲水等动作	□分	10分，可独立完成
		5分，需部分帮助（需他人搀扶去厕所、需他人帮忙冲水或整理衣裤等）
		0分，需极大帮助或完全依赖他人
B.1.8 床椅转移	□分	15分，可独立完成
		10分，需部分帮助（需他人搀扶或使用拐杖）
		5分，需极大帮助（较大程度上依赖他人搀扶和帮助）
		0分，完全依赖他人
B.1.9 平地行走	□分	15分，可独立在平地上行走 45 米
		10分，需部分帮助（因肢体残疾、平衡能力差、过度衰弱、视力等问题，在一定程度上需他人搀扶或使用拐杖、助行器等辅助用具）
		5分，需极大帮助（因肢体残疾、平衡能力差、过度衰弱、视力等问题，在较大程度上依赖他人搀扶，或坐在轮椅上自行移动）
		0分，完全依赖他人
B.1.10 上下楼梯	□分	10分，可独立上下楼梯（连续上下 10 ~ 15 个台阶）
		5分，需部分帮助（需他人搀扶，或扶着楼梯、使用拐杖等）
		0分，需极大帮助或完全依赖他人
B.1.11 总分	□□分	上述 10 个项目得分之和

（1）B.1.1 ~ B.1.8

对于这 8 个评估项目，由评估员通过询问老年人本人或其主要照护者，依据每个项目的评分标准进行评分，在相应的分值上打"√"，并将具体的分值填写在"□"内。

（2）B.1.9 ~ B.1.10

对于这 2 个评估项目，可让老年人在检查室平地行走和上下台阶进行现场评估。依据评分标准进行评分，在相应的分值上打"√"，并将具体的分值填写在"□"内。对于不能下床的老年人，该项目评为 0 分。

（3）B.1.11 总分

由前 10 个评估项目的得分相加得出。将总分的分值填写在栏内的"□□"中。

2．精神状态评估表

包括认知功能、攻击行为、抑郁症状 3 个评估项目，以及精神状态总分 1 个结果项目（见表 3-7）。其中，对认知功能的评估主要是通过简易认知测验，快速筛选老年人是否存在认知功能障碍。

表 3-7　精神状态评估表

二级指标	分值	评分标准
B.2.1 认知功能		按照下列程序进行测验，根据测验结果进行认知功能评分： （1）"我说三样东西，请您重复一遍，并且记住，一会儿我还会问您。这三样东西是：苹果、手表、国旗" （2）（画钟测验）"请您在这儿画一个圆形的时钟表盘，用时针和分针在表盘上标出 8 点 20 分" （3）（回忆词语）"现在请您告诉我，刚才我要您记住的三样东西是什么？" 答：＿＿＿＿＿、＿＿＿＿＿、＿＿＿＿＿（不必按顺序）
	□分	0 分，画钟测验正确（画出一个闭合的圆，指针位置正确），且能回忆出 2 ~ 3 个词
		1 分，画钟测验错误（画的圆不闭合，或指针位置不正确），或只回忆出 0 ~ 1 个词
		2 分，已确诊为老年痴呆
B.2.2 攻击行为	□分	0 分，无身体攻击行为（如打 / 踢 / 推 / 咬 / 抓 / 摔东西）或语言攻击行为（如骂人、语言威胁、尖叫）
		1 分，每月有数次身体攻击行为，或每周有数次语言攻击行为
		2 分，每周有数次身体攻击行为，或每日有语言攻击行为

续表

二级指标	分值	评分标准
B.2.3 抑郁症状	□分	0分，无
		1分，情绪低落、不爱说话、不爱梳洗、不爱活动
		2分，有自杀念头或自杀行为
B.2.4 总分	□□分	上述3个项目得分之和

（1）B.2.1 认知功能

先由评估员对老年人进行测验，再根据评分标准进行评分。

◇ 测验程序：①评估员大声说出"苹果、手表、国旗"这3个词，让老年人重复说一遍，并告诉老年人要记住，待会儿还会问起；②画钟测验：让老年人画一个圆形的时钟表盘，用时针和分针在表盘上标出8点20分；③让老年人回忆刚才说的3个词语。

◇ 评分：依据该项目中提供的画钟测验和词语回忆测验的评分标准进行评分。在相应的分值上打"√"，并将具体的分值填写在"□"内。

（2）B.2.2 和 B.2.3

由评估员通过询问主要照护者，了解该老年人近1个月的情况，依据评分标准进行评分，在相应的分值上打"√"，并将具体的分值填写在"□"内。

（3）B.2.4 总分

由 B.2.1、B.2.2、B.2.3 这3个评估项目的得分相加得出。将总分的分值填写在栏内的"□□"中。

📌 案例1

女性，76岁，小学文化程度，丧偶，患有糖尿病12年。因子女无法照顾，现申请入住养老机构。正对其进行入院初始评估。在评估其认知功能时，画钟测验如右图，3个词语回忆出2个。

思考： 该老年人在认知功能这个项目上是几分？

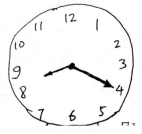

分析： 在画钟测验中，该老年人画出的时钟表盘基本是一个闭合的圆，时针和分针位置基本正确，因此画钟测验判定为正确；词语测验能回忆出2个词。依据认知功能测验的评分标准，将认知功能判断为0分（无认知功能障碍）。

案例 2

男性，81 岁，大专文化程度，丧偶，正对其进行入住养老机构的初始评估。在评估其认知功能时，画钟测验如右图，3 个词语回忆出 1 个。

思考：该老年人在认知功能这个项目上是几分？

分析：在画钟测验中，该老年人画出的时钟表盘基本算一个闭合的圆，但时针和分针位置错误，因此画钟测验判定为错误；词语测验能回忆出 1 个。依据认知功能测验的评分标准，将认知功能判断为 1 分（可疑认知功能障碍）。应进一步请专科医生来评估。

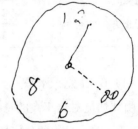

3. 感知觉与沟通评估表

包括意识水平、视力、听力、沟通交流 4 个评估项目（见表 3-8）。

表 3-8　感知觉与沟通评估表

二级指标	分值	评分标准
B.3.1 意识水平	□分	0 分，神志清醒，对周围环境警觉
		1 分，嗜睡，表现为睡眠状态过度延长。当呼唤或推动其肢体时可唤醒，并能进行正确的交谈或执行指令，停止刺激后又继续入睡
		2 分，昏睡，一般的外界刺激不能使其觉醒，给予较强烈的刺激时可有短时的意识清醒，醒后可简短回答提问，当刺激减弱后又很快进入睡眠状态
		3 分，昏迷，处于浅昏迷时对疼痛刺激有回避和痛苦表情；处于深昏迷时对刺激无反应（若评定为昏迷，直接评定为重度失能，可不进行以下项目的评估）
B.3.2 视力： 若平日戴老花镜或近视镜，应在戴上眼镜的情况下评估	□分	0 分，能看清书报上的标准字体
		1 分，能看清大字体，但看不清书报上的标准字体
		2 分，视力有限，看不清报纸上的大标题，但能辨认物体
		3 分，辨认物体有困难，但眼睛能跟随物体移动，只能看到光、颜色和形状
		4 分，没有视力，眼睛不能跟随物体移动
B.3.3 听力： 若平时戴助听器，应在戴上助听器的情况下评估	□分	0 分，可正常交谈，能听到电视、电话、门铃的声音
		1 分，在轻声说话或说话距离超过 2 米时听不清
		2 分，正常交流有些困难，需在安静的环静或大声说话才能听见
		3 分，讲话者大声说话或说话很慢才能部分听见
		4 分，完全听不见

续表

二级指标	分值	评分标准
B.3.4 沟通交流： 包括非语言沟通	□分	0分，无困难，能与他人正常沟通和交流
		1分，能够表达自己的需要及理解别人的话，但需要增加时间或给予帮助
		2分，表达需要或理解有困难，需频繁重复或简化口头表达
		3分，不能表达需要或理解他人的话

（1）B.3.1 意识水平

由评估员对老年人的意识状态进行现场评定。依据评分标准进行评分，在相应的分值上打"√"，并将具体的分值填写在"□"内。

（2）B.3.2、B.3.3、B.3.4

由评估员通过询问主要照护者进行评定。依据评分标准进行评分，在相应的分值上打"√"，并将具体的分值填写在"□"内。

4. 社会参与评估表

包括生活能力、工作能力、时间/空间定向、人物定向、社会交往能力5个评估项目，以及社会参与总分1个结果项目（见表3-9）。

表3-9　社会参与评估表

二级指标	分值	评分标准
B.4.1 生活能力	□分	0分，除个人生活自理外（如饮食、洗漱、穿戴、二便），能料理家务（如做饭、洗衣）或当家管理事务
		1分，除个人生活自理外，能做家务，但欠好，家庭事务安排欠条理
		2分，个人生活能自理；只有在他人帮助下才能做些家务，但质量不好
		3分，个人基本生活事务能自理（如饮食、二便），在督促下可洗漱
		4分，个人基本生活事务（如饮食、二便）需要部分帮助或完全依赖他人帮助
B.4.2 工作能力	□分	0分，原来熟练的脑力工作或体力技巧性工作可照常进行
		1分，原来熟练的脑力工作或体力技巧性工作能力有所下降
		2分，原来熟练的脑力工作或体力技巧性工作明显不如以往，部分遗忘
		3分，对熟练工作只有一些片段保留，技能全部遗忘
		4分，对以往的知识或技能全部磨灭

续表

二级指标	分值	评分标准
B.4.3 时间/空间定向	□分	0分，时间观念（年、月、日、时）清楚；可单独出远门，能很快掌握新环境的方位
		1分，时间观念有些下降，年、月、日清楚，但有时相差几天；可单独来往于附近街道，知道现住地的名称和方位，但不知回家路线
		2分，时间观念较差，年、月、日不清楚，可知上半年或下半年；只能单独在家附近行动，对现住地只知名称，不知道方位
		3分，时间观念很差，年、月、日不清楚，可知上午或下午；只能在左邻右舍间串门，对现住地不知名称和方位
		4分，无时间观念；不能单独外出
B.4.4 人物定向	□分	0分，知道周围人们的关系，知道祖孙、叔伯、姑姨、侄子侄女等称谓的意义；可分辨陌生人的大致年龄和身份，可用适当称呼
		1分，只知家中亲密近亲的关系，不会分辨陌生人的大致年龄，不能称呼陌生人
		2分，只能称呼家中人，或只能照样称呼，不知其关系，不辨辈分
		3分，只认识常同住的亲人，可称呼子女或孙子女，可辨熟人和生人
		4分，只认识保护人，不辨熟人和生人
B.4.5 社会交往能力	□分	0分，参与社会，在社会环境有一定的适应能力，待人接物恰当
		1分，能适应单纯环境，主动接触人，初见面时难让人发现有智力问题，不能理解隐喻语
		2分，脱离社会，可被动接触，不会主动待人，谈话中有很多不适词句，容易上当受骗
		3分，勉强可与人交往，谈吐内容不清楚，表情不恰当
		4分，难以与人接触
B.4.6 总分	□□分	上述 5 个项目得分之和

（1）B.4.1 ~ B.4.5

这 5 个项目由评估员通过询问主要照护者进行评定。依照各个项目的评分标准进行评分，在相应的分值上打"√"，并将具体的分值填写在"□"内。

（2）B.4.6 总分

由 B.4.1、B.4.2、B.4.3、B.4.4、B.4.5 这 5 个项目的得分相加得出。将总分的分值填写在分值栏内的"□□"中。

三、老年人能力评估报告

老年人能力评估报告（见表 3-10）是结果判定部分。在这份评估报告中，首先确定出日常生活活动、精神状态、感知觉与沟通、社会参与这 4 个一级指标的分级，然后根据表 3-11 中的老年人能力等级划分标准，并结合等级变更信息，将老年人的能力划分为能力完好、轻度失能、中度失能、重度失能 4 个等级。

表 3-10　老年人能力评估报告

C.1 一级 指标 分级	C.1.1 日常生活活动	□级	0 能力完好：总分为 100 分
			1 轻度受损：总分 65～95 分
			2 中度受损：总分 45～60 分
			3 重度受损：总分 ≤ 40 分
	C.1.2 精神状态	□级	0 能力完好：总分为 0 分
			1 轻度受损：总分为 1 分
			2 中度受损：总分 2～3 分
			3 重度受损：总分 4～6 分
	C.1.3 感知觉与沟通	□级	0 能力完好：意识水平为 0 分，且视力和听力评为 0 分或 1 分，沟通评为 0 分
			1 轻度受损：意识水平为 0 分，但视力或听力中至少一项评为 2 分，或沟通评为 1 分
			2 中度受损：意识水平为 0 分，但视力或听力中至少一项评为 3 分，或沟通评为 2 分；或意识水平为 1 分，且视力或听力评为 0～3 分，沟通评为 0～2 分
			3 重度受损：意识水平为 0 分或 1 分，但视力或听力中至少一项评为 4 分，或沟通评为 3 分；或意识水平为 2 分或 3 分
	C.1.4 社会参与	□级	0 能力完好：总分 0～2 分
			1 轻度受损：总分 3～7 分
			2 中度受损：总分 8～13 分
			3 重度受损：总分 14～20 分

续表

C.2 等级 变更 信息	C.2.1 确诊为认知障碍/痴呆	□	1 有　　2 无
	C.2.2 确诊为精神病	□	1 有　　2 无
	C.2.3 近 30 天内发生过 2 次及以上意外事件，如跌倒、走失、噎食、自杀	□	1 有　　2 无
C.3 老年人能力等级		□级	0 能力完好 1 轻度失能 2 中度失能 3 重度失能

评估员签名 _____、_____　　　　　日期 ____ 年 __ 月 __ 日

信息提供者签名 _____　　　　　　　日期 ____ 年 __ 月 __ 日

（1）C.1 一级指标分级

评估员根据"老年人能力评估报告"中对日常生活活动、精神状态、感知觉与沟通、社会参与这 4 个评估表的评定结果，依据表 3-10 中各一级指标的分级说明，确定 4 个一级指标的分级，在 C.1.1 ～ C.1.4 这 4 个项目相应的分级数字上打"√"，并将级别的具体数值填写在各栏目的"□"内。

（2）C.2 等级变更信息

评估员根据"老年人能力评估基本信息表"中（"被评估者的基本信息"）"A.2.13 疾病诊断"和"A.2.14 近 30 天内意外事件"这 2 个项目的记录，确定有无等级变更信息，在 C.2.1 ～ C.2.3 这 3 个项目相应的选项序号上打"√"，并将选项序号的具体数值填写在各栏目的"□"内。

（3）C.3 老年人能力等级

评估员根据 C.1 和 C.2 的结果，依据表 3-11 中列出的老年人能力等级划分标准，确定该老年人的能力等级，在相应的等级序号上打"√"，并将能力等级的具体数值填写在"□"内。

◇ 需注意：如果老年人被确诊为认知障碍/痴呆、精神疾病，或近 30 天内发生过 2 次及以上跌倒、噎食、自杀、走失等意外事件，则在依据老年人能力评估报告所评定出的能力等级上再加重一个等级。

表3-11 老年人能力等级划分

能力等级	等级名称	等级标准
0	能力完好	日常生活活动、精神状态、感知觉与沟通的分级均为0，社会参与的分级为0或1
1	轻度失能	日常生活活动的分级为0，但精神状态、感知觉与沟通中至少一项的分级为1～3，或社会参与的分级为2； 或日常生活活动的分级为1，精神状态、感知觉与沟通、社会参与中至少有一项的分级为0或1
2	中度失能	日常生活活动的分级为1，但精神状态、感知觉与沟通、社会参与的分级均为2，或有一项的分级为3； 或日常生活活动的分级为2，且精神状态、感知觉与沟通、社会参与中有1～2项的分级为1或2
3	重度失能	日常生活活动的分级为3； 或日常生活活动、精神状态、感知觉与沟通、社会参与的分级均为2； 或日常生活活动的分级为2，且精神状态、感知觉与沟通、社会参与中至少有一项的分级为3

（4）签名

◇ 评估员签名：2名评估员进行确认后，签上评估员的姓名和评估完成日期。

◇ 信息提供者签名：请信息提供者签上全名和日期。

四、老年人能力等级判定卡

老年人能力等级判定卡（见图3-1）是以图示的方式，帮助评估员准确定位老年人的能力等级。评估员可根据日常生活活动、精神状态、感知觉与沟通、社会参与这4个一级指标的分级，确定出能力等级的点位，从而判定出老年人的能力等级。之后，再根据等级变更信息，确定是否需要加重一个等级。

综上所述，以上的各个部分相辅相成，其主要功能如下：

◇ "老年人能力评估基本信息表"主要提供被评估者的背景信息。同时，其中的疾病信息和意外事件作为能力等级变更的依据之一，如果老年人被确诊为认知障碍/痴呆、精神疾病，或近30天内发生过2次及以上跌倒、噎食、自杀、走失，则在依据"老年人能力评估表"所评定出的能力等级上再提高一个等级。

◇ "老年人能力评估表"是评估的主体部分，由日常生活活动、精神状态、感知觉与沟通、社会参与4个一级指标、22个二级指标组成，其评估结果是进行老年人能力等级划分的

能力等级	日常生活活动	精神状态				感知觉与沟通				社会参与			
		0	1	2	3	0	1	2	3	0	1	2	3
0 能力完好	0												
	1												
	2												
	3												
1 轻度失能	0												
	1												
	2												
	3												
2 中度失能	0												
	1												
	2												
	3												
3 重度失能	0												
	1												
	2												
	3												

注：使用结果判定卡时，一般根据日常生活活动进行初步定位，锁定目标区域，然后根据其他三项能力，在判定卡上同一颜色区域定位查找相应的能力等级。以下为几种特殊情况：

1 当日常生活活动为 0，精神状态、感知觉与沟通有一项为 1 ~ 3，或社会参与为 2，判定为轻度失能

2 当日常生活活动为 1，后三项有一项为 0 或 1，判定为轻度失能；后三项均为 2 或某一项为 3，则判定为中度失能

3 当日常生活活动为 2，后三项全部为 2 或某一项为 3，判定为重度失能，否则为中度失能

图 3-1　老年人能力等级判定卡

主要依据。

◇ "老年人能力评估报告"是结果判定部分，综合老年人能力评估报告中 4 个一级指标的等级划分，以及等级变更信息，通过综合评价，最终将老年人的能力划分为能力完好、轻度失能、中度失能和重度失能 4 个等级。

◇ "老年人能力等级判定卡"是供评估员对老年人能力等级进行综合判定的辅助工具，主要协助评估员利用该判定卡，直观、便利地综合 4 个一级指标的等级划分，确定出老年人能力等级。

📌 **案例3**

男性，75岁，大专文化程度，丧偶，4年前被确诊为老年痴呆，目前评估为中度。近3个月无意外事件发生。因子女无法照顾，现申请入住养老机构。在进行入院初始评估时，4个一级指标的评定结果如下：日常生活活动总分为70分；精神状态总分为3分；感知觉与沟通中，意识水平为0分（清醒），视力为1分，听力为0分，沟通为2分；社会参与总分为11分。

思考：

1. 请判断该老年人4个一级指标的分级。

2. 请判断该老年人的最终能力等级。

分析：

1. 依据老年人能力评估报告中提供的4个一级指标的分级说明，判断该老年人4个一级指标的分级如下：①日常生活活动：该老年人总分为70分，判定为1级（轻度受损）；②精神状态：该老年人总分为3分，判定为2级（中度受损）；③感知觉与沟通：该老年人意识水平0分，但沟通为2分，判定为2级（中度受损）；④社会参与：该老年人总分为11分，判定为2级（中度受损）。

2. 依据表3-11提供的老年人能力等级划分标准，该老年人日常生活活动分级为1，精神状态、感知觉与沟通、社会参与的分级均为2，因此初步判定该老年人的能力等级为2（中度失能）。但该老年人为中度痴呆，存在C.2.1这一条等级变更信息，因此，在能力等级上加重一个等级，即判定该老年人的最终能力等级为3（重度失能）。

第3节　老年人能力评估的组织和实施

为了确保评估的规范性和准确性，《老年人能力评估》行业标准对评估的组织和实施进行了以下规定。

一、评估时间

老年人能力评估应为动态评估，包括接受养老服务前的初始评估、接受养老服务后的定期评估、状况发生变化后的即时评估以及对结果有疑问时的复评。

1. 接受服务前的初始评估

在接受养老服务前，由评估员对老年人进行初始评估。

2. 接受服务后的常规评估

在接受养老服务后，如果老年人的健康状况没有发生特殊变化，通常每 6 个月进行一次定期评估。

3. 状况发生变化后的即时评估

当老年人的健康状况出现特殊问题，导致能力发生变化时，应对老年人进行即时评估，重新判定其能力等级。

4. 因评估结果有疑问进行的复评

如果评估员对评估结果有疑问，可提出复评申请。

二、评估实施者

1. 评估机构

实施评估的机构应取得民政部门的资格认证或委托。每个评估机构至少应有 5 名评估员。

2. 评估员

评估员应具有医学或护理学学历背景，或取得社会工作者资格证书，或取得高级养老护理员资格证书，并经过专门培训获得评估员资格认证。

三、评估环境

1. 评估环境应安静、整洁、光线明亮、空气清新、温度适宜。

2. 至少有 3 把椅子和 1 张诊桌、4～5 个台阶，以供评估使用。台阶的踏步宽度不小于 0.30 米，踏步高度 0.13～0.15 米，台阶有效宽度不应小于 0.9 米。

四、评估程序与方法

1. 每次评估由 2 名评估员同时进行。

2. 评估员通过询问被评估者或照护者，填写"老年人能力评估基本信息表"；按照老年人能力评估的 4 个评估表，依次对老年人的日常生活活动、精神状态、感知觉与沟通、社会参与进行逐项评估，填写每个二级指标的评分。

3. 评估员按照各一级指标的分级标准，确定各一级指标的分级，填写在"老年人能力评估报告"中。

4. 评估员按照老年人能力等级划分的规定，根据 4 个一级指标的分级以及等级变更信息，确定老年人能力等级，填写在"老年人能力评估报告"中。

5．评估结果经2名评估员进行确认并签名，并请信息提供者签名。

 小结

人口老龄化已成为全世界关注的热点问题。为了充分利用有限资源，需采用统一、规范的评估工具，对老年人的能力进行评估和分级，从而提供适合其能力等级需求的照护服务。通过本章的学习，使老年护理师了解老年人能力评估的基本内容，依据《老年人能力评估》行业标准，掌握老年人能力评估的工具和使用方法，从而具备对老年人进行能力评估，并进行能力分级的基本技能。

思 考 题

某老年护理师正对一名69岁的女性老年人进行入院初始评估。该老年人为中学文化程度，配偶健在，患有风湿性关节炎5年。近3个月发生过2次跌倒。对4个一级指标的评定结果如下：日常生活活动总分为90分；精神状态总分为0分；感知觉与沟通中，意识水平为0分（清醒），视力为1分，听力为0分，沟通为0分；社会参与总分为3分。

1．请判断该老年人4个一级指标的分级。

2．请判断该老年人的最终能力等级。

第4章
老年人护理服务的组织与实施

学习目标

➢ 描述护理服务的主要内容

➢ 说出护理服务的等级以及划分标准

➢ 熟悉不同等级老年人护理服务的主要内容

➢ 熟悉老年人的护理服务流程：全程护理服务流程、每周护理服务流程和每日护理服务流程

➢ 能正确进行下列危险因素评估：压疮危险因素评估、跌倒危险因素评估

➢ 能正确指导各级养老护理员照护有下列问题的老年人：压疮、水肿、瘫痪、跌倒

第1节 老年人护理服务模式

一、老年人护理服务的需求

随着我国人口老龄化进程的加快，我国呈现出老年人口基数大、速度快、老龄化超前于经济发展的特点。另一方面，经济发展、技术进步、人口预期寿命延长，老年人带病生存期也在延长，由此产生的健康服务在数量和内容的广泛性与复杂性上都在不断增长，因此，探索和研究适合我国老年人需要的、可及的、高质量的和高效的老年人护理服务模式，是保障老年人获得健康生活的有效途径之一，也是政府、专业团体和专业人员所面临的养老服务重要课题。

1. 从群体的角度认识老年人的护理服务需求

人口老龄化、慢性非传染性疾病发病率的增高导致独立生活能力缺损或失能的人口增

多，而家庭结构的变化致使传统的家庭照顾能力削弱，使得我国老年护理服务需求越来越强烈。

（1）人口老龄化

从 2011 年到 2015 年，全国 60 岁以上老年人将由 1.78 亿增加到 2.21 亿，平均每年增加老年人 860 万；老年人口比重将由 13.3% 增加到 16%，平均每年递增 0.54%。预计未来 20 年内，我国人口老龄化将日益加重，到 2030 年全国老年人口规模将会翻一番。目前我国已是世界上老年人口最多的国家，老年人口呈现人口基数大、老龄化速度加快、老龄化超前于经济发展的特点，即"跑步进入老龄化社会"、"未富先老"。随着人们寿命延长，带病生存期也在延长，需要更多的健康服务，这也对我国的社会养老服务体系的建设提出了挑战。

（2）老年人中非传染性疾病的增多

非传染性疾病或慢性病，指病情持续时间长、发展缓慢的疾病，主要包括心血管疾病、癌症、慢性呼吸道疾病和糖尿病。人口的健康状况总是与人口结构的变化相伴发生的，随着人口老龄化，加上社会的发展、医学的进步，传染病无论在患病率还是在死亡原因中的比重都在降低，而非传染性疾病或慢性病的比重则在增大，称为"流行病学转变"。不同年龄人口的慢性疾病患病率也不同，患病率随着年龄的升高逐渐上升，65 岁及以上人口的慢性病患病率已达到 64.54%。说明，人口的老龄化与慢性病患病率上升密切相关。

（3）家庭结构的变化

家庭结构指家庭成员之间各种社会关系的排列秩序，以及他们在家庭范围内相互联系的内在方式，包括人口要素和代际要素。由于我国生育水平不断下降、流动人口的增长、年轻人婚后独立居住等因素的影响，家庭结构呈现小型化、核心化、多样化的趋势，一个家庭的两位年轻人要照顾四位老人和一个孩子，并且空巢家庭的比例增多，使得传统的家庭照顾功能面对如今的家庭结构变化的形势下力不从心，越来越多的老人需要家庭外的照顾服务。

除了人口老龄化、慢性病的增多、家庭结构的变化，社会文化因素如国家政策、传统的照顾文化、对失能的认知，经济因素如对老年劳动人口的额外补偿、经济的发展程度、长期护理体系的筹资，对照顾者的培训、社区养老和医疗体系的完善程度，都会影响老年护理的发展。

2. 从老年人个体的角度分析需求

（1）生理方面

老年人身体器官、组织、功能的衰退，逐渐出现一系列问题，需要他人协助和服务的内容也越来越多。我们可以从器官功能衰退的角度一一分析，如图 4-1 ～图 4-3 三张图给出的范例。

老年人生理上的变化表现在各个系统功能的退化，如图 4-1 中，老年人感觉功能的退化可以表现在听力的衰退，因此，对于声音环境的需求就开始有所变化，在护理服务中需要加以注意。

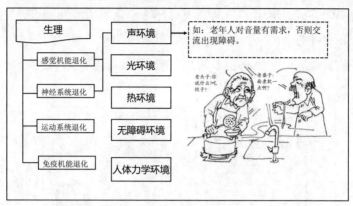

图 4-1　听力衰竭

图 4-2 是生理功能运动系统的退化，因此，需要对无障碍环境的需求增加。

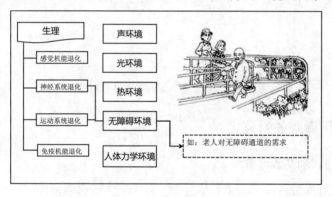

图 4-2　无障碍环境

生理方面多个系统衰退，或使用辅助用具，那么对辅助用具的使用需求以及随着身体移动形式的变化，要从人体力学的角度考虑环境的调整（见图 4-3），老年人的需求也就不断增

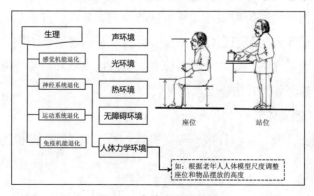

图 4-3　人体力学的环境

加，护理服务的内容需要相应改变。

（2）心理、社会学方面

从心理社会的角度分析，突出的是老年人对环境变化的适应性减退，自我控制能力的下降；逐渐从工作和家务劳动的一线退出，需要不断的调整，服务的需求有其特殊性，主要体现在需要更多的安全感、归属感、亲情感、便利感、舒适感、受尊重和被关爱。如图4-4所示。

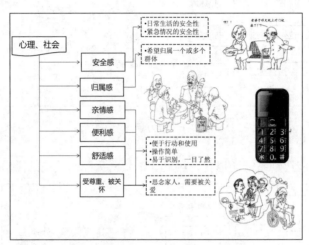

图4-4　心理社会方面的需求及应对措施

二、老年人护理服务的模式

1. 护理服务模式的基本要素

根据老年人护理服务的需求，老年人生理、心理、社会发展的特点，以及服务场所的不同提出具有先进照顾理念、科学评估技术和合理、可行的老年人护理服务模式。为此，老年人护理服务模式从老年人能力评估、护理服务分类、按照能力等级实施护理服务以及质量控制与评价等方面进行了一体化设计，体现了优化整合照顾资源的理念，为今后建立与区域医疗服务中心、养老机构和居家护理服务相互衔接的养老服务模式打下基础。虽然各国家和地区的养老服务机构对老年人的等级划分、服务分区及服务内容有所不同，但护理服务模式的构成要素基本相同，包括评估、服务内容及标准、服务提供者和质量控制几大方面。各国及其地区养老机构的护理服务模式构成要素详见表4-1。

2. 护理服务模式的具体分类

老年人的护理服务涉及居家、社区、养老机构、护理院以及医疗机构中，具体的分类模式如图4-5所示。

表 4-1 各国及其地区养老机构护理服务模式构成要素

国家或地区	护理服务内容	提供者
美国	①日常生活活动；②维持视、听觉功能；③压疮预防及处理；④尿失禁的护理；⑤关节活动；⑥精神和心理社会服务；⑦鼻胃管服务；⑧防止意外；⑨营养；⑩饮水；⑪其他特殊需求如：注射，肠内外给液，造口，吸痰，呼吸道护理，足部护理等	护理员，助理护士，实践护士，注册护士
澳大利亚	①日常生活活动；②清洁服务；③睡眠护理；④膳食管理；⑤大小便控制护理或护理失禁；⑥康复护理，帮助老人的拐杖、助行器；⑦药物及治疗护理；⑧跌倒，视听力障碍者、痴呆者、慢性疾病者，精神疾病者等特殊病者等特殊健康状况的护理；⑨临终护理；⑩联络医院、⑪社区的综合服务	护理员，助理护士，注册护士
英国	①健康和个人服务，包括个人卫生护理，压疮预防，失禁护理，心理状况监测及干预，提供必要的活动及预防跌倒，营养与饮食的提供，牙科服务，视力听力测试及护理，②给药；③维护隐私权及人格尊严；④临终护理；⑤安排日常活动及社会活动	护理员，助理护士，注册护士
日本	①一般的介护*包括生活环境护理、移动护理、更衣服务、饮食护理、排泄护理，身体清洁护理，沟通护理，康复护理，睡眠护理，口腔清洁护理，压疮预防和护理，病情观察，②特殊的介护包括例如脑卒中患者护理、痴呆患者护理、失禁护理，紧急状况处理，视觉障碍患者护理，语言听力障碍患者护理等	护理员，介护士，注册护士
中国香港地区	①生活照顾：分为基本照顾和特别照顾；②功能照顾，分为基本照顾和复康训练；③心理支援/精神照顾；④社交照顾；⑤包括经济支援	护理员，助理护士，注册护士，社会工作者
中国台湾地区	①健康照护，包括：护理专业服务（包括完整的护理评估，均衡营养服务，康复服务等；②生活照顾，饮食，舒适与清洁，促进人际互动和支援	护理员，助理护士，注册护士

* 介护：指看护，照护，是以照顾日常生活起居为基础，为独立生活有困难者提供帮助。

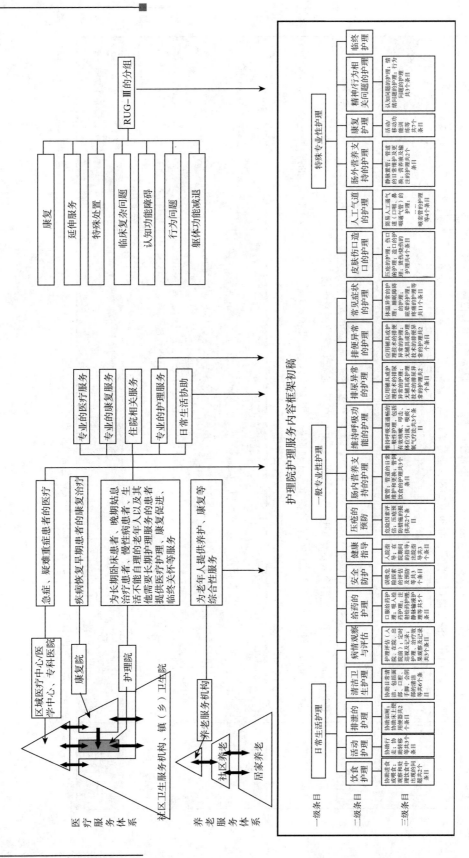

图4-5 不同地点的老年人护理服务分类

第 2 节　老年人护理服务的内容分类

针对老年人护理服务的需求，以能力等级划分为基础，设计相应的护理服务内容及服务实施路径，确定实施的方法及提供服务的人员，包括护士、养老护理员 / 助理护士及其他相关辅助人员，以达到护理人力资源的合理利用。

依据护理服务内容性质以及执行人员的不同，将老年人护理服务内容分为两大类：一般护理服务和特殊护理服务。

一、一般护理服务

一般护理服务指根据老年人的自理情况，为其提供的日常生活照护。一般护理服务内容在参照北京市地方标准 DB11/T148—2002《养老服务机构服务质量标准》的基础上，进行了适当修改。具体内容包括个人生活照顾、安全防护、心理支持、护理评估、康复护理、健康指导、安宁护理、社会功能训练等方面。

1. 个人生活照顾

为老年人提供持续性生活照顾，以确保其享有舒适、清洁的日常生活为目的。包括个人清洁卫生、穿衣、修饰、饮食、口腔清洁、皮肤清洁、压疮预防、排泄、活动等。

（1）个人清洁卫生：包括洗脸、洗手、洗头（包括床上洗头）、洗脚、协助整理个人物品、清洁平整床铺、更换床单。

（2）穿衣：包括协助穿衣、帮助扣扣子、更换衣物、系鞋带。

（3）修饰：包括梳头、协助化妆、剪指甲、修面。

（4）饮食起居：协助进食、饮水、鼻管喂食。

（5）口腔清洁：包括刷牙、漱口、义齿的处理、特殊口腔护理。

（6）皮肤清洁：包括清洗会阴，擦洗胸背部、腿部，沐浴（包括人工和使用工具协助洗澡）。

（7）压疮预防：除保持床单的干燥，清洁平整床铺，更换床单，清洁皮肤、会阴部外，应定时更换卧位，减轻皮肤受压状况。

（8）排泄：包括定时提醒如厕，使用便盆、尿壶，协助如厕排便、排尿，协助大小便失禁、尿潴留或便秘、腹泻的老年人排便、排尿，实施人工排便，清洗、更换尿布。

（9）活动：协助老年人上下楼梯、平地行走、床椅转移，协助扶起及安顿入座椅 / 轮椅。

2. 安全防护

以预防为主，采取适当的安全措施，达到避免或减少对老年人伤害的目的。包括提供安全设施、使用约束物品、采取安全预防措施、预防与控制机构内感染。

（1）提供安全设施：包括防滑地面、床档、安全扶手、安全标识、紧急通道标识、紧急呼救系统、照明设施、防护垫。

（2）使用保护性约束用具：包括约束带、约束衣、约束手套等。只有在防止老年人可能伤害自己或伤害他人的情况，或防止老年人跌倒、坠床，防止老年人自行除去尿袋、鼻饲管、尿布、衣服和其他危险因素，并与家属签署知情同意书的情况下才能使用保护性约束用具。

（3）采取安全预防措施：包括评估老年人不安全因素，制订意外灾害、常见意外的预防方案，定期检查安全程序落实情况。

（4）预防与控制机构内感染：指为预防和控制机构内感染和传染病，保证老年人的安全而采取的措施。

◇ 成立感染控制小组：包括医生、护士、机构管理者，制订条例和技术规范以防止、监测、控制和报告机构内感染；

◇ 环境：提供一个卫生的环境，避免感染和传染病来源及其传播。地面不能有任何适于昆虫、啮齿目动物或者其他害虫繁殖和生长的环境。用来控制和消灭害虫的有毒性化学物质应清楚注明，不能放在食物或药品附近；

◇ 洗漱用品、毛巾和床单：在未彻底清洗之前不能混用。浴缸、呕吐盆、便器应单独提供。水缸、眼镜、温度计、呕吐盆、冲洗设备、灌肠用具、便器、漱口杯等应消毒或灭菌。一次性物品不能重复使用。

3. 心理支持

包括提供探视机会、心理咨询服务。提供服务时应注意保护老年人的隐私权，提供必要的服务场所，制订心理社会支持评估系统，以及时发现心理问题。

4. 护理评估

包括入住评估、机构内评估、护理和治疗效果的评估、各种危险因素的评估以及病情评估（如监测体温、脉搏、呼吸、血压；体重；肢体循环情况；24小时出入量；呕吐物、大小便等）等，以便及时发现问题。

5. 康复护理服务

（1）失禁功能训练：针对排泄失禁的老年人提供功能训练的机会和指导。

（2）日常生活能力训练：对 Barthel 指数中、重度依赖的老年人提供日常生活能力训练的机会和指导。

（3）协助专业康复：针对进行专业康复治疗的老年人，遵医嘱协助、指导老年人进行康复，并在专业康复的间歇期督促老年人持续自我训练。

（4）关节活动范围训练：指导老年人进行关节活动，为长期卧床老年人提供被动的关节活动范围训练。

6. 健康指导

为老年人提供医疗、护理、康复方面的咨询，定期对老年人进行疾病相关知识的指导和教育。

7. 安宁护理

包括减轻临终期老年人的疼痛，提高临终期老年人的生活质量；做好临终期老年人的心理护理、死亡教育和家属的心理支持。

8. 社会功能训练

包括组织各种文娱活动或体育活动，以及各种社会活动，以丰富老年人精神文化生活，帮助其建立新的社会关系，努力营造大家庭色彩，满足其社会交往和社会情感的需要。

二、特殊护理服务

特殊护理服务是根据老年人入住评估中存在的相关健康问题以及病情情况，有针对性地提供下列服务内容。

1. 与疾病相关的病情观察

根据老年人病情的需要，遵照医生医嘱及时、准确地观察老年人的意识状态，生命体征、心理状态、特殊检查和治疗的情况，以便为老年人进一步的治疗和护理服务提供依据。

2. 与疾病相关的给药护理

根据医嘱对老年人进行正确给药，包括静脉输液、注射药、口服药、外用药、栓剂、滴剂等。

3. 与健康问题相关的护理服务

针对老年人具体的健康问题，提供相应的护理服务，例如，针对入住老人压疮的危险评估和对已存在压疮的老年人提供压疮的护理服务；针对带有鼻饲管、胃肠造瘘管、留置导尿管、伤口引流管的老年人进行管道维护，记录管道及引流情况，预防感染和并发症；指导、协助结肠造口老年人适应造口，直至老年人能独立更换造口袋，并维护造口部位的卫生等。

4. 其他

指其他遵照医嘱执行的治疗性护理服务，例如，针对慢性阻塞性肺疾病或其他疾病导致的缺氧给予给氧治疗、雾化吸入等。

第3节　老年人护理服务的等级划分及服务流程

一、老年人护理服务等级的划分

以老年人能力等级为基础，结合老年人的年龄、身体健康状况以及特殊健康问题的需求（见表4-2），可将护理服务等级划分为四个级别：三级照护、二级照护、一级照护和专门照护（特级照护）。护理服务等级的不同体现在为老年人提供的一般护理服务和特殊护理服务的内容、方法、频次的差异上。具体分级见表4-3。

表4-2　老年人常见健康问题评估表

健康问题	评价时间	评价标准
◇ 压疮：指由于压迫造成的骨隆突部位皮下组织的损伤	最近1个月的压疮发生情况	□有　　　　　　□无 如果有，请选择： □Ⅰ期，局部皮肤出现红、肿、热、痛或麻木，即使压迫解除也不消退 □Ⅱ期，受压部分呈紫红色，皮下产生硬结，皮肤因水肿而变薄，可出现水疱 □Ⅲ期，表皮水疱逐渐扩大，破溃，真皮层创面有黄色渗出液，感染后表面有脓液覆盖 □Ⅳ期，坏死组织侵入真皮下层和肌肉层，感染可向周边及深部扩展，可深达骨面。脓液较多，坏死组织发黑，脓性分泌物增多，有臭味
◇ 癫痫发作：指神经元异常放电所致的暂时性中枢神经系统功能失常，包括失神、肌阵挛、强直、阵挛、强直-阵挛、失张力发作等	最近1个月的癫痫发作情况	□有　　　　　　□无 如果有，请选择： □1～2次癫痫发作 □3次或以上癫痫发作
◇ 肢体挛缩：指关节韧带或肌肉的缩短或收紧，造成受累关节活动能力丧失，只能固定于某个位置	最近1个月的肢体挛缩发生情况	□有　　　　　　□无 如果有，请选择： □1～2个肢体受累 □2个以上肢体受累

续表

健康问题	评价时间	评价标准
◇ 震颤：指上肢不自主的运动或震颤。可能发生在休息时或有意识的运动时（如老人想去触摸一个物体）	最近 1 个月的震颤发生情况	□有　　　　□无或轻微震颤，不影响正常功能 如果有，请选择： □震颤影响正常功能，进食、穿衣和其他日常生活活动需要间歇的指导和 / 或身体上的帮助 □震颤影响正常功能，老人的日常生活活动需要持续的指导和（或）身体上的帮助
◇ 水肿：指造成皮肤肿胀的皮下组织水潴留，不包括与软组织损伤有关的水肿	最近 1 个月的水肿发生情况	□有　　　　　　□无 如果有，请选择： □仅见于眼睑、眶下软组织、胫骨前、踝部皮下组织，指压后可见组织轻度下陷，平复较快 □全身组织均见明显水肿，指压后可出现明显的或较深的组织下陷，平复缓慢 □全身组织严重水肿，身体低位皮肤紧张发亮，甚至有液体渗出。胸腔、腹腔等浆膜腔内可见积液，外阴部亦可见严重水肿
◇ 下肢溃疡：指由慢性静脉功能不全引起的开放性损伤	最近 1 个月的下肢溃疡发生情况	□有　　　　　　□无
◇ 偏瘫 / 截瘫：指包括一侧肢体（包括手臂和腿）或身体下部分（包括双腿）的完全麻痹 / 局部麻痹	目前偏瘫 / 截瘫发生情况	□有　　　　　　□无
◇ 四肢瘫痪：指由神经系统疾病造成的无自主运动的四肢瘫痪，不包括单独由挛缩造成的运动能力丧失。瘫痪是指由于支配神经的损伤或疾病造成的肌肉自主运动力量的丧失	目前四肢瘫痪发生情况	□有　　　　　　□无

续表

健康问题	评价时间	评价标准	
✧ 尿路感染：指有症状的急性尿路感染或慢性尿路感染加剧。不包括入住前诊断、治疗且不再有症状的尿路感染	目前尿路感染发生情况	□有	□无
✧ 尿失禁：指排尿失去意识控制或不受意识控制，尿液不自主地流出	最近 1 个月内尿失禁的发生情况	□有	□无
✧ 便失禁：指肛门括约肌不受意识的控制而不自主地排便	最近 1 个月内便失禁的发生情况	□有	□无
✧ 骨折：指骨的完整性或连续性被中断，包括不完全骨折和完全骨折	最近 2 个月内骨折的发生情况	□有	□无
✧ 截肢：指包括手臂、腿或其他相关部分的截断	最近 6 个月内截肢的发生情况	□有	□无
✧ 晚期疾病：指病历中包含可能急剧恶化或 6 个月内可能造成死亡的疾病诊断	目前晚期疾病的情况	□有	□无
✧ 造口：指人造的开口，由于消化系统或泌尿系统的疾病，需要通过外科手术切除病变的部位，然后在患者的腹部开一个口，粪便或尿液通过该造口不自主地排出体外	目前造口的情况	□有	□无
✧ 留置尿管：指用导尿管经尿道插入膀胱，并将导尿管保留在膀胱内，引流出尿液	目前留置尿管的情况	□有	□无
✧ 鼻饲管：指将导管经鼻腔插入胃内，从管内灌注流质食物、水分和药物	目前鼻饲管的情况	□有	□无

续表

健康问题	评价时间	评价标准	
◇ 气管切开置管：指利用气管切口的方式在气管上造口并置入气管套管而建立的人工气道	目前气管切开置管的情况	□有	□无

表 4-3　老年人护理服务等级划分标准

等级	划分标准
三级照护	能力完好或轻度失能，且无特殊健康问题的需求，年龄小于 80 岁
二级照护	中度失能或轻度失能伴有 1 ～ 2 项特殊健康问题的需求；或年龄在 80 岁以上者
一级照护	重度失能或中度失能伴有多项特殊健康问题的需求；或年龄在 90 岁以上者
专门照护	重度失能伴有多项特殊健康问题的需求；需 24 小时实施监护的老年人

二、老年人护理服务的流程

老年人入住机构期间，根据老年人的能力等级及健康需求，为老年人提供规范的、标准化的护理服务。为此，制订统一的护理服务流程，以确保护理服务的规划化和标准化，具体护理服务流程包括：①全程护理服务流程；②每周护理服务流程；③每日护理服务流程。

1. 全程护理服务流程

（1）根据老年人身体情况指定床位：当班工作人员主动热情地接待，做好入住介绍及登记，如病情需要及时通知医生；

（2）入住当日（24 小时内）完成对老年人的入住评估；

（3）按入住老年人护理服务等级制订护理服务计划，指导老年人治疗、休息或活动等；

（4）如需要，入住后完成老年人的相关检查；

（5）实行分级护理服务，按要求巡视房间。老年人情况发生变化时应立即报告相关人员及时处理；

（6）按病情和健康问题的需要值班医生、老年护理师巡房；

（7）认真执行交接班制度，做到书面交班和床旁交班相结合，交班报告内容正确、简明扼要、字迹工整，符合相关规定的要求；

（8）对长期卧床、消瘦、脱水、营养不良、昏迷患病老年人做好皮肤护理，防止压疮、尿布疹发生；

（9）检查、指导养老护理员日常工作。

2. 每周护理服务流程

具体内容，见表 4-4 每周护理服务流程（范例）。

表 4-4　每周护理服务流程（范例）

时间	护理服务内容
周一	清理床单位，更换床单；单元主管布置本周的重点工作；送洗老年人床上用品及窗帘
周二	测量体重、血压；每月的评估在当月的第一周的周二进行，完成巡查记录。下午安排志愿者服务
周三	协助沐浴，下午安排志愿者服务
周四	安排集体的工娱活动；或安排每月一次的外出购物；或组织观看老电影等
周五	总结会，参加护士长例会，检查本周各项工作的完成情况

3. 每日护理服务流程

具体内容，见表 4-5 每日护理服务流程（范例）。

表 4-5　每日护理服务流程（范例）

时间	护理服务内容
6：00～6：30	起床，洗漱、排泄，可以安排部分治疗或化验采血等
6：30～7：30	安排能自理的老年人晨练；对不能自理的老年人，继续协助生活照料服务
7：30～8：30	早餐，部分治疗（餐前的服药和餐后给药）
8：30～8：50	晨会交接班
8：50～11：10	医师查房/护理师巡房；工娱活动、公益活动、治疗性的活动、集体活动、户外活动，与老年人沟通做好心理疏导工作；老年人房间的清洁整理工作；做好老年人的卫生宣教等
11：10～12：00	午餐时间，部分治疗（餐前的服药和餐后给药）
12：00～14：20	午睡时间
14：20～16：00	治疗、康复和护理 学习、交流、会客，户外活动 兴趣小组活动、大型活动的组织工作 协助不能自理者活动
16：00～17：00	自由活动，晚餐前准备等
17：00～18：00	晚交班时间，重点老年人床头交接 晚餐时间，部分治疗（餐前的服药和餐后给药）
18：00～20：00	晚间治疗；自由活动
20：00～21：00	晚间护理时间，自理的老年人洗澡等

时间	护理服务内容
21：00～次晨8：30	晚间值班；老年人休息

第4节　老年人特殊护理服务的组织与实施

　　人口老龄化是现代社会发展的必然趋势，也是当今世界各国共同关注的话题。随着年龄的增长，人体的每个系统、每个器官都在发生退化。这种退化是正常的生理现象。大多数器官功能的改变发生在40岁以后，而且这种变化是不可逆的。只是每个人器官功能的减退速度各有差异，有的快一点，有的慢一点。同时，多种慢性疾病的发生又进一步损害老年人的健康。年龄的增长和慢性疾病，导致老年人在皮肤、神经、心血管、呼吸、泌尿、消化、骨骼肌肉等系统出现各种各样的健康问题。而特殊护理服务就是针对老年人出现的健康问题，有针对性地提供其服务内容。

一、压疮

　　压疮是由于身体局部组织长期受压，血液循环障碍，局部组织持续缺血、缺氧，营养缺乏，致使皮肤失去正常功能而引起的组织破损和坏死。老年人因老化过程导致皮肤在解剖结构、生理功能及免疫功能等方面均出现衰退现象，表现为皮肤松弛、干燥，缺乏弹性，皮下脂肪萎缩、变薄，皮肤抵抗力下降，对外部环境反应迟钝，皮肤血流速度下降且血管脆性增加，导致皮肤易损性增加。

　　压疮是长期卧床老年人或躯体移动障碍老年人皮肤易出现的最严重问题，具有发病率高、病程发展快、难以治愈及治愈后易复发的特点，一旦发生压疮，不仅给老年人带来痛苦、加重病情及延长疾病康复的时间，严重时还会因继发感染引起败血症而危及生命。因此，必须加强老年人皮肤护理，预防和减少压疮发生。

　　压疮风险评估与报告制度、工作流程内容如下（见图4-6）：

流程 要点说明

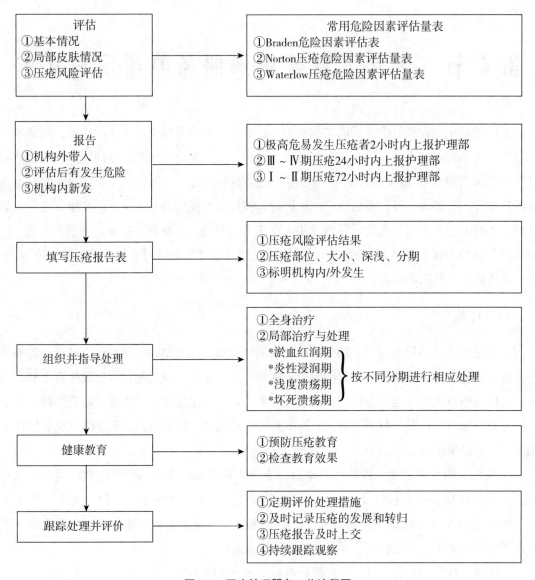

图 4-6　压疮护理服务工作流程图

1. 评估

（1）评估老年人基本情况：包括病情、意识状态、营养状况、肢体活动能力、自理能力、排泄情况等；

（2）评估老年人局部皮肤情况：包括有无压疮，压疮的部位、大小、深浅、分期等；

（3）进行老年人压疮风险评估：可以通过评分的方式对老年人发生压疮的危险因素进行定性和定量的综合分析，由此判断老年人发生压疮的危险程度，并根据评估结果制订与采取有效的预防措施，以减少或消除压疮发生的危险因素，提高压疮预防工作的有效性和护理服务质量。常用的危险因素评估表包括 Braden 危险因素评估表、Norton 压疮风险评估量表等。老年人入住机构以及出现病情变化时，及时评估压疮危险因素。有压疮发生危险的老年人需要填写"压疮风险评估单"，每周评估 1 ～ 2 次，同时建立翻身卡，加强基础护理服务，落实各项措施。

◇ Braden 危险因素评估表

Braden 危险因素评估表是目前国内、外用来预测压疮发生的较为常用的方法之一（见表4-6），对压疮高危人群具有较好的预测效果，且评估简便、易行。Braden 危险因素评估表的评估内容包括 6 个方面：感觉、潮湿、活动力、移动力、营养及摩擦力和剪切力。除了摩擦和剪切力为 3 个分值外，其他每个因素分为 4 个分值等级（1 ～ 4 分），评分总范围为 6 ～ 23分，分值越小，提示发生压疮的危险性越高。＞ 18 分，提示无压疮发生危险；15 ～ 18 分，提示有发生压疮轻度危险；13 ～ 14 分，提示有发生压疮中度危险；10 ～ 12 分，提示有发生压疮高度危险；≤ 9 分，提示有发生压疮极度危险。用此表初次评估老年人后，24 ～ 48小时后再评估，以后视老年人情况而定，病情稳定的长期护理老年人则每 3 个月评估一次，病情和环境变化迅速的老年人，需每 24 ～ 48 小时评估一次。在评估过程中，如果老年人在同一评分项目中有两种以上不同的得分，在这种情况下，按最低的得分计算。

表 4-6　Braden 危险因素评估表

序号	项目 / 分值	1 分	2 分	3 分	4 分
1	感觉：对压力相关不适的感受能力	完全受限	非常受限	轻度受限	未受损
2	潮湿：皮肤暴露于潮湿环境的程度	持续潮湿	潮湿	有时潮湿	很少潮湿
3	活动力：身体活动程度	限制卧床	坐位	偶尔行走	经常行走
4	移动力：改变和控制体位的能力	完全无法移动	严重受限	轻度受限	未受限
5	营养：日常食物摄取状态	非常差	可能缺乏	充足	丰富
6	摩擦力和剪切力	有问题	有潜在问题	无明显问题	—
总分					

◇ Norton 压疮危险因素评估量表

Norton 压疮风险评估量表是目前公认用于预测压疮发生的有效评分方法，特别适用于老年人的评估（见表 4-7）。Norton 压疮风险评估量表的评估内容包括 5 个方面：身体状况、精神状态、活动能力、灵活程度及失禁情况。每项评分 1 ~ 4 分，将各项指标实际分值相加即为总分，总分范围为 5 ~ 20 分，分值越小，表明发生压疮的危险性越高。20 分，提示无压疮发生危险；18 ~ 20 分，提示有发生压疮轻度危险；14 ~ 18 分，提示有发生压疮中度危险；10 ~ 14 分，提示有发生压疮高度危险；≤ 10 分，提示有发生压疮极度危险。由于此评估表缺乏营养状态的评估，故使用时需补充相关内容。老年人出现病情变化时随时复评，直至老年人好转或死亡。

表 4-7　Norton 压疮危险因素评估量表

身体状况		精神状态		活动能力		灵活程度		失禁情况	
程度	分值	程度	分值	程度	分值	程度	分值	程度	分值
良好	4	思维敏捷	4	可以走动	4	行动自如	4	无失禁	4
一般	3	无动于衷	3	需协助	3	轻微受限	3	偶有失禁	3
不好	2	不合逻辑	2	坐轮椅	2	非常受限	2	经常失禁	2
极差	1	昏迷	1	卧床	1	不能活动	t1	二便失禁	1

◇ Waterlow 压疮危险因素评估量表

Waterlow 压疮危险因素评估量表是目前国外仅有的几个被科学检验方法证实具有良好信、效度，符合测量学标准的压疮危险评估工具之一，该量表是欧洲评估老年人压疮危险的主要工具（见表 4-8）。有研究表明对老年人压疮的预测效果，Waterlow 量表比 Braden、Norton 评估表要好。Waterlow 压疮危险因素评估量表包含了体型、皮肤类型、性别、年龄、营养不良、控制能力、运动能力、食欲、大手术 / 创伤、神经系统病变、药物治疗 10 个方面。将各项指标实际分值相加即为总分，分值越大，表明发生压疮的危险性越高。< 10 分，提示无压疮发生危险；10 ~ 14 分，提示有发生压疮轻度危险；15 ~ 19 分，提示有发生压疮高度危险；≥ 20 分，提示有发生压疮极度危险。

表 4-8　Waterlow 压疮危险因素评估表

项目	等级	分值	项目	等级	分值
体型 BMI= 体重（kg）/ 身高（m)²	中等（20 ~ 24.9）	0	皮肤类型	健康	0
	超过中等（25 ~ 29.9）	1		薄如纸	1
	肥胖（>30）	2		干燥	1
	低于中等（<20）	3		水肿	1
性别	男	1		潮湿	1
	女	2		颜色异常	1
年龄 （岁）	14 ~ 49	1		裂开或红斑	1
	50 ~ 64	2	食欲	中等	0
	65 ~ 74	3		差	1
	75 ~ 80	4		鼻饲	2
	>81	5		流质	2
特殊危险与组织营养不良	恶液质	8		禁食	3
	多器官衰竭	5		厌食	3
	外周血管病	5	神经系统缺陷	运动/感觉缺陷	4 ~ 6
	贫血	2		糖尿病/截瘫	4 ~ 6
	抽烟	1	大手术/创伤	腰以下/截瘫	5
控制能力	完全控制	0		手术时间 >2 小时	5
	偶失禁	1	运动能力	完全	0
	小便/大便失禁	2		烦躁不安	1
	大、小便失禁	3		冷漠	2
药物	类固醇	4		限制	3
	细胞毒性药物			卧床不起	4
	大剂量消炎药			固定	5

2. 报告

（1）对符合上报条件的老年人进行压疮上报并登记。上报条件包括：①机构外带入压疮；②压疮风险因素评估后，有发生压疮危险的老年人；③机构内新发压疮。

（2）对符合上报条件的老年人，应在本班内报送单元护士长或护理部；极高危易发压疮如高度水肿、极度消瘦等老年人需在 2 小时内上报护理部；Ⅲ ~ Ⅳ 期压疮要在 24 小时内上报护理部；Ⅰ ~ Ⅱ 期压疮要在 72 小时内上报护理部。

（3）发生机构内压疮隐瞒不报的一经发现按相应规定处罚。

3. 填写压疮报告表

压疮报告表中需要描述压疮风险评估结果，以及发生压疮的部位、大小、深浅、分期、机构外带入还是机构内发生，并制订相应的处理措施，交给单元护士长并由其填写检查意见。

4. 组织并指导养老护理员进行相应处理

（1）全身治疗：积极治疗原发病，补充营养和进行全身抗感染治疗等；

（2）局部治疗与处理：

◇ 淤血红润期：局部可使用半透膜敷料或水胶体敷料加以保护。由于此时皮肤已破损，故不提倡局部皮肤按摩，防止造成进一步伤害。

◇ 炎性浸润期：未破的小水疱应尽量减少摩擦，防止水疱破裂、感染，使其自行吸收；大水疱可在无菌操作下用无菌注射器抽出疱内液体，不必剪去表皮，局部消毒后再用无菌敷料包扎。若水疱已破溃并露出创面，需消毒创面及周围皮肤，并根据创面类型选择合适的伤口敷料。

◇ 浅度溃疡期：①根据伤口类型选择伤口清洗液；②根据老年人的病情和耐受性、局部伤口坏死组织情况和血液循环情况选择适宜的清创方式；③根据渗出液特点，选择适当的湿性敷料，并根据伤口渗出情况确定换药频率。

◇ 坏死溃疡期：可采取清创术清除焦痂和腐肉，处理伤口窦道等以减少死腔，并保护暴露的骨骼、肌腱和肌肉。对深达骨质、保守治疗不佳或久治不愈的压疮，可采取外科手术治疗，如手术修刮引流、植皮修补缺损或皮瓣移植术等。

5. 健康教育

（1）详细指导并组织各级养老护理员对老年人及家属进行有关预防压疮的健康教育；

（2）对各级养老护理员的健康教育效果进行检查。

6. 跟踪处理、并评价

（1）定时评价压疮处理措施的落实情况；

（2）及时记录压疮的发展、转归情况；

（3）老年人出机构或死亡后将压疮报告表及时上交护理部留存；

（4）老年人转到机构内其他单元时，应将皮肤情况跟踪表交到转至单元继续观察填写。

二、水肿

水肿是指过多的液体在组织间隙中积聚。液体在体内组织间隙弥漫性分布时称为全身性水肿；液体积聚在局部组织间隙时称为局部性水肿。轻度水肿者，液体在组织间隙积聚较少，体重增加在10%以下，指压凹陷不明显者，称为隐性水肿；体重增加在10%以上，指压凹陷明显者，称为显性水肿。一旦发生水肿，老年人皮肤肿胀，皱纹变浅，弹性下降，用手指按压时可出现凹陷；长期持续水肿可引起水肿区组织、细胞营养不良，易发生皮肤损伤和继发感染，尤其是慢性皮肤水肿的部位易发生溃疡，且伤口经久不易愈合；阴囊水肿的老年人，肿大的阴囊可因摩擦或者挤压发生皮肤糜烂、破溃；严重者水钠潴留致血容量增加，心脏负荷加重，心输出量增多，引起脉搏增快，血压升高，甚至发生心力衰竭。

1. 评估

（1）评估老年人基本情况：包括病情、意识状态、营养状况等；

（2）评估老年人水肿发生的时间、部位，水肿的特点、程度，以及随时间的进展情况等；

（3）评估老年人水肿发生的诱因及原因。

🔩 知识链接

水肿发生的常见原因及表现

◇ **心源性水肿**：一般为右心衰竭的表现，水肿的特点为：①水肿首先出现在身体下垂部位，长期卧床老年人以腰骶部和大腿内侧最明显，非卧床老年人水肿先出现在下肢，以踝部最明显，向上缓慢延及全身；②早期水肿昼夜变化突出，表现为白天踝部及下肢水肿，睡前水肿最重，睡后水肿减轻或消失；③晚期水肿表现为全身性水肿，水肿部位每天随体位改变但变化不大，一般颜面部不肿。

◇ **肾源性水肿**：常见于各型肾炎和肾病的老年人。包括：①肾炎性水肿主要是肾小球滤过率下降，其特点为晨起眼睑和颜面水肿，以后可发展至全身水肿；②肾病性水肿主要是由于大量的蛋白尿引起低蛋白血症、继发性醛固酮增多出现水钠潴留所致，表现为中度或重度水肿，指压凹陷明显。

◇ **局部性水肿**：常见有①炎症性水肿：这是最常见的局部性水肿，尤其在急性炎症时，水肿明显。其特点为局部红、热、压痛，可伴有全身感染中毒症状；②静脉阻塞性水肿：常见于患有急性下肢深静脉血栓形成的老年人，主要原因是静脉管壁受压或腔内阻塞。其特点为下肢肿胀、胀痛，站立时明显，下肢运动功能障碍，局部皮肤发紫，皮温稍高，较对侧下肢周径增大，大腿或小腿肌肉有握痛；③淋巴水肿：多见于乳癌根治术后的老年人。主要是由于淋巴回流受阻所致，其特点为初期局限在肢体远端，如上肢以腕和手背部明显，后期局部皮肤可出现粗糙，变厚，变硬呈团块状，皮肤弹性减弱或消失，指压凹陷不明显。

---

2. 组织并指导各级养老护理员进行相应的处理

（1）**休息**

轻度水肿老年人应限制活动，严重水肿老年人宜卧床休息，有利于水肿的消退，对于日常生活自理能力明显减退的老年人应提供适当的生活照护。

（2）体位

◇ 下肢水肿的老年人应减少站立或坐位时间，尽量平卧，抬高下肢，以减轻水肿；

◇ 阴囊水肿的老年人可用阴囊托带托起阴囊，以利于水肿消退，同时注意防止皮肤发生破溃。

（3）饮食

◇ 给予少盐饮食，每日以 2 ~ 3 克为宜，不再另加含盐食物；

◇ 每日入水量依据水肿原因、程度以及尿量而定，心源性水肿的老年人一般情况下不限制入水量；肾源性水肿的老年人每日尿量达 1000 毫升时可不限制，但不宜多饮水，如每日尿量小于 500 毫升，应限制液体的摄入量，重者量入为出；

◇ 低蛋白饮食的老年人需注意提供足够的热量，同时注意补充各种维生素。

（4）皮肤护理

◇ 水肿较严重的老年人应避免穿紧身的衣服，应宽松、柔软，床铺应平整、干燥，避免水肿部位皮肤受摩擦而出现破损；

◇ 长期卧床的老年人，因局部组织受压，可加重水肿，液体积聚在骶尾部，易发生压疮，须定时更换体位，用软垫支撑受压部位，预防压疮；

◇ 协助老年人做好全身皮肤黏膜的清洁，嘱咐老年人注意保护好水肿的皮肤，如清洗时勿过分用力，避免损伤皮肤，避免撞伤、跌伤等；

◇ 如需使用热水袋时，嘱咐老年人应特别小心，避免烫伤皮肤。

（5）用药护理

◇ 遵医嘱使用利尿剂、肾上腺糖皮质激素或其他免疫抑制剂，观察药物的疗效及可能出现的副作用；

◇ 使用激素和免疫抑制剂时，应特别注意交代老年人及家属不可擅自加量、减量甚至停药；

◇ 利尿剂不宜在晚间服用，以免因利尿作用影响老年人的睡眠。

三、瘫痪

瘫痪是指随意运动功能的减低或丧失，前者为轻瘫或不全瘫痪，后者为全瘫。瘫痪的老年人不能维持正常的体位，需长期躺卧或取坐位（如轮椅），活动受限或活动量减少，可引发全身各系统的多种并发症，如压疮、失用性肌萎缩、直立性低血压、深静脉血栓形成、坠积性肺炎、营养不良、排泄困难，甚至出现焦虑、恐惧等心理问题。

1. 评估

（1）评估老年人基本情况：包括病情、意识状态、营养状况、肢体活动能力、自理能力、排泄情况等；

（2）评估老年人瘫痪的范围、发病原因、伴随症状；

（3）通过检查肌力、肌张力、腱反射和关节活动范围等来判断瘫痪的性质和严重程度；

（4）评估瘫痪对机体活动的限制程度，以合理安排老年人的活动量。通过观察老年人的行走、梳头、穿衣、洗漱等完成情况进行综合评价，一般将机体的活动功能分为 5 度：① 0 度：完全能独立、可自由活动；② 1 度：需要使用设备或器械（如拐杖、轮椅）；③ 2 度：需要他人的帮助、监护和教育；④ 3 度：既需要有人帮助，也需要设备和器械辅助；⑤ 4 度：完全不能独立，不能参加活动。

（5）评估老年人的心理状态，对于活动的态度和兴趣等。

📌 知识链接

瘫痪的范围

由于病变损害的部位不同，瘫痪可有不同的范围，包括单瘫、偏瘫、交叉性瘫痪、截瘫、四肢瘫等。

◇ 单瘫：指四肢中的一个肢体出现瘫痪。单瘫可由周围神经病变及中枢神经病变引起。

◇ 偏瘫：指同一侧上肢及下肢肌肉瘫痪，有时伴有同侧下面部肌肉及舌肌的瘫痪。

◇ 交叉性瘫痪：指一侧脑干病变由于损害未交叉的皮质脊髓束和已交叉的皮质延髓束或脑神经核及髓内段脑神经，从而引起同侧脑神经麻痹和对侧半身偏瘫。

◇ 四肢瘫：指双侧上下肢瘫痪。

◇ 截瘫：指双下肢的瘫痪。

---

2. 组织并指导各级养老护理员进行相应处理

（1）选择合适的体位

◇ 老年人卧床时，体位应自然、舒适、稳定，全身放松，以减少肌肉和关节的紧张度。可在颈部和腰部放置软枕支撑，以保持脊柱的正常生理弯曲。

◇ 如病情许可，应经常更换体位或下地活动，以保持肌肉和关节的正常功能。

（2）安全防护

◇ 合理调整环境设施，如使用较低并有床栏保护的床，设置扶手等无障碍设施，保证足够的照明亮度等；

◇ 运用拐杖、助行器、轮椅等辅助用具帮助移动和行走，穿简单便于活动的衣服等。

（3）积极防止并发症的发生

◇ 积极预防压疮、肺部感染、便秘、排尿困难等并发症。

◇ 各关节应尽量保持功能位，防止关节挛缩变形和功能丧失。①可用软枕等支撑瘫痪的肢体，如手掌可握小卷轴，以维持指关节伸展；仰卧位时可于髋关节处放置软枕，以预防髋关节外旋；用足托固定踝部，以防止足下垂；坐位或站立位时可将瘫痪的上肢悬吊，以防肩关节脱位等；②瘫痪的肌肉因血液循环障碍易发凉，需注意保暖，尤其是下肢，建议穿袜子，但不可用热水袋取暖，以防止烫伤。可按摩瘫痪的肢体，以促进血液循环，防止肌肉萎缩。

◇ 全范围关节运动，维持关节的可动性：对于躯体活动受限的老年人，在活动时可采用被动运动的方式，鼓励老年人尽力配合，使关节和肌肉得到最大范围的锻炼；对于可离床活动的老年人，可采用主动运动的方式，以徒手方式或运用简单的器械完成肌肉的等长练习和等张练习。

（4）协助并训练老年人进行日常生活活动

◇ 和老年人讨论需要帮助的项目并协助完成，鼓励老年人发挥自己的力量，运用各种辅助用具进行自我照顾；

◇ 积极配合物理治疗、日常生活训练等，督促老年人进行康复锻炼。

（5）帮助老年人及其家属适应瘫痪后的生活

◇ 与老年人及其家属共同讨论瘫痪对日常生活的影响，协助老年人和家属做好心理准备面对瘫痪后长期的生活调整，如调整环境设施等；

◇ 注意倾听老年人和家属的意见和感觉，提供相关的信息，给予积极的支持和鼓励，消除老年人的不良情绪。

四、跌倒

跌倒是指突发、不自主的、非故意的体位改变，倒在地上或更低的平面上。跌倒是我国伤害死亡的第四位原因，而在 65 岁以上的老年人中则为首位。老年人跌倒死亡率随年龄的增加急剧上升。与年轻人不同，老年人跌倒后果非常严重，除了导致老年人死亡外，还导致大量残疾，并且影响老年人的身心健康。如跌倒可以引起骨折，主要是骨盆和大腿股骨骨折，如不及时治疗，身体可能残疾，严重影响老年人的独立生活能力。跌倒后，老年人体力活动会明显减少，身体各方面功能也随之减退。跌倒不仅给老年人带来身体上的痛苦，而且会造成他们心理上的创伤，老年人对生活不能自理的烦恼，怕再次跌倒的恐惧，与外界社会隔离的苦闷，使老年人情绪压抑忧伤，生活质量明显下降。

跌倒风险评估与报告制度、工作流程内容如下（见图 4-7）：

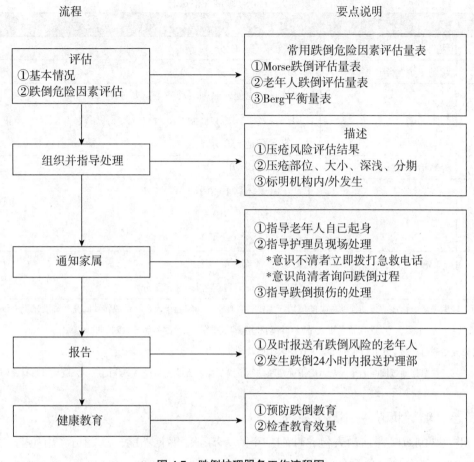

图 4-7　跌倒护理服务工作流程图

1.　评估

（1）评估老年人基本情况：包括年龄、病情、意识状态、肢体活动能力、自理能力、视力情况、跌倒史、生活习惯等；

（2）进行老年人跌倒危险因素评估：评估老年人的跌倒危险性已被公认为是有效和必要的防范对策，其跌倒的评估量表很多，下面重点介绍 Morse 跌倒评估量表、Berg 平衡量表和老年人跌倒风险评估量表。

◇ Morse 跌倒评估量表

Morse 跌倒评估量表是一个专门用于预测跌倒可能性的量表，由美国宾西法尼亚大学于 1989 年研制（见表 4-9）。Morse 跌倒评估量表由六个条目组成，总分为 125 分，评分＞ 45 分，确定为跌倒高风险；25 ～ 45 分，确定为跌倒中度风险；评分＜ 25 分，确定为跌倒低风险；得分越高表示跌倒风险越大。

表 4-9　Morse 跌倒评估量表

序号	评分项目	评分标准
1	跌倒史	无 =0 分；有 =25 分
2	超过 1 个医学诊断	无 =0 分；有 =15 分
3	行走辅助[1]	卧床休息、由他人照顾活动或不需要使用 =0 分； 使用拐杖、手杖、助行器 =15 分； 扶靠家具行走 =30 分
4	静脉治疗 / 肝素锁	无 =0 分；有 =20 分
5	步态[2]	正常、卧床休息不能活动 =0 分； 双下肢虚弱乏力 =10 分； 残疾或功能障碍 =20 分
6	认知状态[3]	量力而行 =0 分； 高估自己或忘记自己受限制 =15 分

注：[1] 行走辅助项目是指评估行动辅助用具的使用，主要通过观察和询问老年人在行走或转移时是否需要辅助来评估老年人的活动能力及平衡能力，以此判断老年人是否有行动和平衡功能障碍以及因此而导致跌倒的风险。

[2] 步态评估是指通过观察老年人行走的步态来评估其平衡及活动能力。

[3] 认知状态的评估是指通过询问老年人是否能正确判断跌倒危险从而使自己主动提高防跌倒意识，避免进行有跌倒危险的行为。

◇ 老年人跌倒风险评估量表

老年人跌倒风险评估量表包含性别、年龄、步态、感觉功能、跌倒史、用药史、病史、活动状况等 8 个条目，每个条目为 0 ~ 3 分，总分 3 ~ 8 分为跌倒低风险；9 ~ 12 分为跌倒中风险；13 分以上为跌倒高风险；得分越高表示跌倒风险越大。该量表重在评估老年人跌倒的内在危险因素，忽略了外在因素。

◇ Berg 平衡量表

Berg 平衡量表是国内外的医院及养老机构常用的重要的跌倒风险评估工具之一（见表 4-10）。Berg 平衡量表的评定方法由测试者要求并观察老年人做出由坐到站、无支撑站立、无支撑坐位、由站到坐、转移、闭目站立、并脚站立、手臂前伸、弯腰拾物、转头向后看、原地转圈、双脚交替踏凳、前后脚直线站立和单脚站立共 14 个动作，每个动作又依据被测试者的完成质量分为 0 ~ 4 分五个级别，最低分 0 分，累计最大积分 56 分。评分 < 40 分，有跌倒的危险，得分越低表示平衡功能越差，跌倒的可能性越大。0 ~ 20 分，限制轮椅；21 ~ 40 分，辅助下步行；41 ~ 56 分；完全独立。

表 4-10　Berg 平衡量表

序号	评分项目	评分级别	得分	序号	评分项目	评分级别	得分
1	由坐到站	4 / 3 / 2 / 1 / 0	☐	8	手臂前伸	4 / 3 / 2 / 1 / 0	☐
2	无支撑站立	4 / 3 / 2 / 1 / 0	☐	9	弯腰拾物	4 / 3 / 2 / 1 / 0	☐
3	无支撑坐位	4 / 3 / 2 / 1 / 0	☐	10	转头向后看	4 / 3 / 2 / 1 / 0	☐
4	由站到坐	4 / 3 / 2 / 1 / 0	☐	11	原地转圈	4 / 3 / 2 / 1 / 0	☐
5	转移	4 / 3 / 2 / 1 / 0	☐	12	双脚交替踏凳	4 / 3 / 2 / 1 / 0	☐
6	闭目站立	4 / 3 / 2 / 1 / 0	☐	13	前后脚直线站立	4 / 3 / 2 / 1 / 0	☐
7	并脚站立	4 / 3 / 2 / 1 / 0	☐	14	单脚站立	4 / 3 / 2 / 1 / 0	☐
总分							

评定者按照以下说明示范每个项目和（或）给予受试者以指导。如果某个项目测试双侧或测试 1 次不成功需要再次测试，则记分时记录此项目的最低得分。

在大多数项目中，要求受试者在要求的位置上保持一定时间。如果不能达到所要求的时间或距离，或受试者的活动需要监护，或受试者需要外界支持或评定者的帮助，则按照评分标准给予相应的分数。受试者要意识到完成每项任务时必须保持平衡。至于用哪条腿站立或前伸多远则取决于受试者。如果评定者对评定标准不明确则会影响评定结果。

测试所需的装置是一块秒表或带有秒针的手表，一把直尺或带有 5、12、25 厘米刻度的测量尺。测试所需的椅子要高度适中。在进行第 12 项任务时要用到一个台阶或一只高度与台阶相当的小凳子。

具体评分标准见表 4-11。

表 4-11　Berg 平衡量表评分标准

评分项目	受试者体位	测试命令	分值	评分标准
1. 由坐到站	坐于床上	请站起来	☐	4 分：不用手帮助即能够站起且能够保持稳定
				3 分：用手帮助能够自己站起来
				2 分：用手帮助经过几次努力后能够站起来
				1 分：需要较小的帮助能够站起来或保持稳定
				0 分：需要中度或较大的帮助才能够站起来

评分项目	受试者体位	测试命令	分值	评分标准
2. 无支撑站立	站立位	请尽量站稳	☐	4分：能够安全站立2分钟
				3分：能够在监护下站立2分钟
				2分：能够独立站立30秒
				1分：经过几次努力能够独立站立30秒
				0分：没有帮助不能站立30秒
				*如果受试者能够独立站立2分钟，则第3项独立坐得满分，继续进行第4项评定
3. 无支撑坐位	坐在椅子上，双足平放在地上、背部要离开椅背	请将上肢交叉抱在胸前并尽量坐稳	☐	4分：能够安全坐2分钟
				3分：能够在监护下坐2分钟
				2分：能够坐30秒
				1分：能够坐10秒
				0分：没有支撑则不能坐10秒
4. 由站到坐	站立位	请坐下	☐	4分：用手稍微帮助即能够安全的坐下
				3分：需要用手帮助来控制身体重心下移
				2分：需要用双腿后侧抵住椅子来控制身体重心下移
				1分：能够独立坐在椅子上但不能控制身体重心下移
				0分：需要帮助才能坐下
5. 转移	老年人坐于床上，双足平放于地面	请坐到有扶手的椅子上来，再坐回床上；然后再坐到无扶手的椅子上，再坐回床上	☐	4分：用手稍微帮助即能够安全转移
				3分：必须用手帮助才能够安全转移
				2分：需要监护或言语提示才能完成转移
				1分：需要一个人帮助才能完成转移
				0分：需要两个人帮助或监护才能完成转移
				*先在治疗床旁边准备一张有扶手和一张无扶手的椅子
6. 闭目站立	站立位	请闭上眼睛，尽量站稳	☐	4分：能够安全站立10秒
				3分：能够在监护下站立10秒
				2分：能够站立3秒
				1分：闭眼时不能站立3秒但睁眼站立时能保持稳定
				0分：需要帮助以避免跌倒

评分项目	受试者体位	测试命令	分值	评分标准
7. 并脚站立	站立位	请将双脚并拢并且尽量站稳	☐	4分：能够独立的将双脚并拢并独立站立 1 分钟
				3分：能够独立的将双脚并拢并在监护下站立 1 分钟
				2分：能够独立的将双脚并拢但不能站立 30 秒
				1分：需要帮助才能将双脚并拢但双脚并拢后能够站立 15 秒
				0分：需要帮助才能将双脚并拢且双脚并拢后不能站立 15 秒
8. 手臂前伸	站立位	将手臂抬高90度，伸直手指并尽力向前伸，请注意双脚不要移动	☐	4分：能够前伸大于 25 厘米的距离
				3分：能够前伸大于 12 厘米的距离
				2分：能够前伸大于 5 厘米的距离
				1分：能够前伸但需要监护
				0分：当试图前伸时失去平衡或需要外界支撑
				*进行此项测试时，要先将一根皮尺横向固定在墙壁上。受试者上肢前伸时，测量手指起始位和终末位对应于皮尺上的刻度，两者之差为患者上肢前伸的距离。如果可能的话，为了避免躯干旋转受试者要两臂同时前伸
9. 弯腰拾物	站立位	请把你双脚前面的拖鞋捡起来	☐	4分：能够安全而轻易的捡起拖鞋
				3分：能够在监护下捡起拖鞋
				2分：不能捡起但能够到达距离拖鞋 2 ~ 5 厘米的位置并且独立保持平衡
				1分：不能捡起并且当试图努力时需要监护
				0分：不能尝试此项活动或需要帮助以避免失去平衡或跌倒
10. 转头向后看	站立位	双脚不要动，先向左侧转身向后看，然后，再向右侧转身向后看	☐	4分：能够从两侧向后看且重心转移良好
				3分：只能从一侧后看，另一侧重心转移较差
				2分：只能向侧方转身但能够保持平衡
				1分：当转身时需要监护
				0分：需要帮助及避免失去平衡或跌倒
				*评定者可以站在受试者身后手拿一个受试者可以看到的物体以鼓励其更好地转身

评分项目	受试者体位	测试命令	分值	评分标准
11. 原地转圈	站立位	请转一圈，暂停，然后在另一个方向转一圈	☐	4分：能只两个方向用4秒或更短的时间安全地转一圈
				3分：只能在一个方向用4秒或更短的时间安全地转一圈
				2分：能够安全地转一圈但用时超过4秒
				1分：转身时需要密切监护或言语提示
				0分：转身时需要帮助
12. 双脚交替踏凳	站立位	请将左、右脚交替放到台阶/凳子上，直到每只脚都踏过4次台阶或凳子	☐	4分：能够独立而安全地站立且在20秒内完成8个动作
				3分：能够独立站立，但完成8个动作的时间超过20秒
				2分：在监护下不需要帮助能够完成4个动作
				1分：需要较小帮助能够完成2个或2个以上的动作
				0分：需要帮助以避免跌倒或不能尝试此项活动
				*先在受试者前面放一个台阶或一只高度与台阶相当的小凳子
13. 前后脚直线站立	站立位	(示范给受试者)将一只脚放在另一只脚的正前方并尽量站稳。如果不行，就将一只放在另一只前面尽量远的地方，这样，前脚后跟就在后脚足趾之前	☐	4分：能够独立的将一只脚放在另一只脚的正前方且保持30秒
				3分：能够独立的将一只脚放在另一只脚的前方且保持30秒
				2分：能够独立的将一只脚向前迈一小步且能够保持30秒
				1分：需要帮助才能向前迈步但能保持15秒
				0分：当迈步或站立时失去平衡
				*要得到3分，则步长要超过另一只脚的长度且双脚支撑的宽度应接近受试者正常的支撑宽度
14. 单脚站立	站立位	请单腿站立尽可能长的时间	☐	4分：能够独立抬起一条腿且保持10秒以上
				3分：能够独立抬起一条腿且保持5～10秒
				2分：能够独立抬起一条腿且保持3～5秒
				1分：经过努力能够抬起一条腿，保持时间不足3秒但能够保持站立平衡
				0分：不能够尝试此项活动或需要帮助以避免跌倒

2. 组织并指导各级养老护理员进行相应处理

2011年9月6日卫生部公布《老年人跌倒干预技术指南》。《指南》明确提出了老年人跌倒后的一系列处理措施，具体内容如下。

（1）指导老年人自己起身（见图 4-8）

◇ 如果老年人是背部先着地，应弯曲双腿，挪动臀部到椅子或床铺旁，然后使自己较舒适地平躺，如可能要向他人寻求帮助。

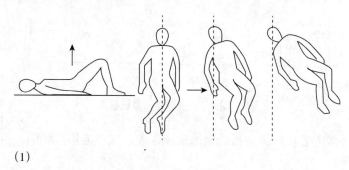

（1）

◇ 休息片刻，等体力准备充分后，尽力使自己向椅子的方向翻转身体，使自己变成俯卧位。

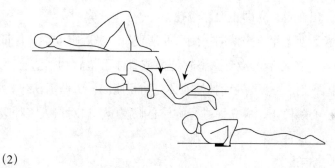

（2）

◇ 双手支撑地面，抬起臀部，弯曲膝关节，然后尽力使自己面向椅子跪立，双手扶住椅面。

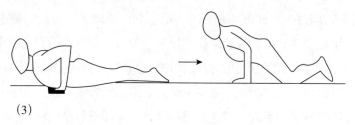

（3）

◇ 以椅子为支撑，尽力站起来。

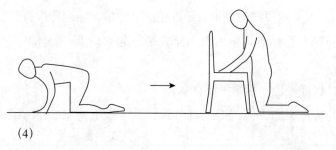

（4）

◇ 休息片刻，部分恢复体力后，打电话寻求帮助——最重要的就是报告自己跌倒了。

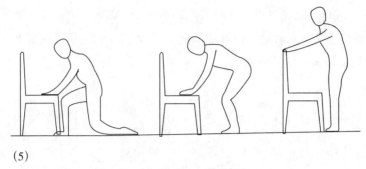

（5）

图 4-8　指导老人自己起来

（2）指导各级养老护理员进行跌倒的现场处理：发现老年人跌倒，不要急于扶起，要分情况进行处理。

如果老年人意识不清，立即拨打急救电话

◇ 有外伤、出血者，立即止血、包扎；

◇ 有呕吐者，使老年人头偏向一侧，并清理口、鼻腔呕吐物，保证呼吸道通畅；

◇ 有抽搐者，将老年人移至平整软地面或身体下垫软物，防止碰、擦伤，必要时牙间垫较硬物，防止舌咬伤，不要硬掰抽搐肢体，防止肌肉、骨骼损伤；

◇ 如呼吸、心跳停止，应立即进行胸外心脏按压、口对口人工呼吸等急救措施；

◇ 如需搬动，保证平稳，尽量平卧。

如果老年人意识清楚

◇ 询问老年人跌倒情况及对跌倒过程是否有记忆，如不能记起跌倒过程，可能为晕厥或脑血管意外，应立即护送老年人到医院诊治或拨打急救电话；

◇ 询问是否有剧烈头痛或口角歪斜、言语不利、手脚无力等提示脑卒中的情况，如有，立即扶起老年人可能加重脑出血或脑缺血，使病情加重，应立即拨打急救电话；

◇ 有外伤、出血者，立即止血、包扎，并护送老年人到医院进一步处理；

◇ 查看有无肢体疼痛、畸形、关节异常、肢体位置异常等提示骨折的情形，如无相关专业知识，不要随便搬动老年人，以免加重病情，应立即拨打急救电话；

◇ 查询有无腰、背部疼痛，双腿活动或感觉异常及大小便失禁等提示腰椎损害的情形，如无相关专业知识，不要随便搬动老年人，以免加重病情，应立即拨打急救电话；

◇ 如老年人试图自行站起，可协助老年人缓慢起立，坐、卧休息并观察，确认无碍后方可离开；

◇ 如需搬动，保证平稳，尽量平卧休息；

◇ 发生跌倒均应在家庭成员 / 家庭保健员陪同下到医院诊治，查找跌倒危险因素，评估跌倒风险，制订预防措施及方案。

老年人跌倒后造成损伤的处理

◇ 外伤的处理：①清创及消毒：表皮外伤者，用双氧水清创，用汞溴红溶液消毒止血；②止血及消炎：根据破裂血管的部位，采取不同的止血方法。

📌 知识链接

止血方法

◇ 毛细血管：全身最细的毛细血管，擦破皮肤，血一般是从皮肤内渗出来的。只需贴上创可贴，便能消炎止血。

◇ 静脉：在体内较深层部位，静脉破裂后，血一般是从皮肤内流出来的。必须用消毒纱布包扎后，服用消炎药。

◇ 动脉：大多位于重要的器官周围。动脉一旦破裂，血呈喷射状喷出来，必须加压包扎后，急送医院治疗。

◇ 扭伤及肌肉拉伤：扭伤及肌肉拉伤时，要使受伤处制动，可以冷敷减轻疼痛，在承托受伤部位的同时可用绷带结扎紧。

◇ 骨折：骨折部位一般有疼痛、肿胀、畸形、功能障碍等表现，骨折端刺破大血管时还可能会出现大出血。骨折或疑为骨折时，要避免移动伤者或伤肢，对伤肢加以固定与承托（有出血者要先止血后固定），使伤者在运送过程中不因搬运、颠簸而使断骨刺伤血管、神经，避免额外损伤，加重病情。

◇ 颈椎损伤：跌倒时若头部着地，可造成颈椎脱位和骨折。多伴有脊髓损伤、四肢瘫痪。必须在第一时间通知急救中心速来抢救。现场急救时，应让伤者就地平躺或将伤者放置于硬质木板上，颈部两侧放置沙袋，使颈椎处于稳定状态，保持颈椎与胸椎轴线一致，切勿过伸、过屈或旋转。

◇ 颅脑创伤：轻者为脑震荡，一般无颅骨骨折，有轻度头痛、头晕，若昏迷，通常不超过 30 分钟。重者颅骨骨折可致脑出血、昏迷不醒。对颅脑创伤者，要分秒必争，通知急救中心前来及时救治。要使伤者安静卧床，保持呼吸道通畅。

3. 通知

一旦老年人在机构内发生跌倒，应及时通知老年人的家属，并做好沟通及其善后处理工作。

4. 报告

（1）对有跌倒危险的老年人，应在本班内报送单元护士长或护理部，并登记。

（2）一旦老年人在机构内发生跌倒，应在 24 小时内上报护理部。

（3）老年人在机构内发生跌倒隐瞒不报的一经发现按相应规定处罚。

5. 健康教育

（1）详细指导并组织各级养老护理员对老年人及家属进行有关预防跌倒的健康教育；

（2）对各级养老护理员的健康教育效果进行检查。

📌 知识链接

防止跌倒的措施

◇ 穿合适的鞋子。老年人的鞋子大小要适中，鞋底不能太平，也不能太粘，太平容易滑倒，太粘容易绊倒；

◇ 避免在下雪天或路面结冰时外出，减少由于路滑发生跌倒的危险性；

◇ 保证室内的照明。室内要有足够的照明，保证老年人在室内走动的时候能看清周围的物体。夜间，在卧室、过道、扶梯和卫生间要装夜间壁灯或脚灯。床旁灯的开关要放在老年人能触手可及的地方；

◇ 室内地毯出现松动时，应尽量移除地毯，或在地毯周围用粘贴胶布粘住，以防止老年人被地毯的边缘绊倒；

◇ 清除过道内的一切障碍物，包括盒子、凳子、电线或电话线等；

◇ 不可将茶几、花盆架子、鞋箱等放在经常走动的地方；

◇ 尽量坐带有靠背的椅子，座椅要结实，避免使用带有滑轮的椅子。椅子、沙发和床的高度要适当；

◇ 在浴缸或淋浴处以及马桶附近装上扶手，必要时可以助"一臂之力"；浴缸或淋浴处应放置防滑垫子，以免洗澡时滑倒；浴室内可以放一个凳子，可以让老年人洗澡后坐着穿衣服，以防止单脚穿裤子时失去平衡致跌倒；

◇ 浴室和厨房的水盆旁边应放置防滑垫子，一旦地上有水剂应及时擦干；

◇ 上下楼梯时，一定要抓好扶手，以防止绊脚时跌倒；

◇ 储藏室或壁橱内的物品，都要放到老年人手可以直接拿到的位置。一旦老年人借助于梯子或凳子去拿放在高处的物品时，可能造成摔倒，甚至摔伤的危险；

◇ 糖尿病老年人外出时要带好一些糖果或饼干，一旦发生低血糖头晕时可以及时进食。同时，糖尿病老年人运动时，应安排在胰岛素需要浓度下降期，不要在胰岛素作用高峰期的时候运动，以免发生低血糖；

◇ 老年人在半夜或早上起床时，不要动作过快，应做好"3 个半分钟"；

◇ 如果夜里起夜比较频繁，可以考虑在床旁使用便壶，以减少起夜跌倒的危险性；

◇ 行动不便的老年人，应鼓励使用拐杖或助行器。外出活动时应最好有人陪伴，以免发生意外。

知识链接

珍贵的"三个半分钟"和"三个半小时"

专家经常强调一句话：老年人要注意三个"半分钟"，三个"半小时"。

三个"半分钟"

1. 醒过来不要马上起床，在床上躺半分钟。

2. 坐起来后再坐半分钟。

3. 两条腿下垂在床沿又等半分钟。

三个"半小时"

1. 早上起来运动半小时，打打太极拳，跑跑步，或者进行其他运动，要因人而异，运动适量。

2. 中午睡半小时，这是人体生物钟需要。中午睡半小时，下午精力特别充沛。老年人更是需要补充睡眠。因老年人起得早，中午非常需要休息。

3. 晚上 6 ～ 7 点慢步行走半小时，这样老年人晚上睡得香，可减少心肌梗死和高血压的发病率。

案例

张爷爷，65 岁，1 周前因脑血管意外致左侧偏瘫，神志清楚，体质瘦弱，大小便失禁，近日发现其骶尾部皮肤呈紫红色，有水疱，皮下可触及硬结。

思考：

1. 张爷爷出现了什么问题？

2. 张爷爷的问题严重程度如何？

3. 张爷爷出现此问题存在哪些危险因素？

4. 如何你是张爷爷的养老护理员，应该如何照护张爷爷？

分析：

根据案例中张爷爷的皮肤变化，可知张爷爷发生了压疮，"皮肤呈紫红色，有水疱，皮下可触及硬结"是炎性浸润期（Ⅱ期）压疮的典型表现。张爷爷出现压疮是与他偏瘫卧床（骶尾部长期受压）、大小便失禁（局部不良刺激）以及体质瘦弱（营养不良）多因素引起的。此期照护的重点是保护皮肤，预防感染。主要的照护措施包括：①经常给张爷爷变换卧位，更换卧位后，可采用软枕或表面支撑性产品垫于身体空隙处；在协助张爷爷翻身或搬运时，应使用有效翻身技巧，将张爷爷的身体抬离床面等；②及时给张

案例

爷爷擦洗局部皮肤和更换床单、衣物，保持床单和被褥清洁、平整、无碎屑；③给张爷爷高热量、高蛋白及高维生素饮食，增强机体抵抗力和组织修复能力，并促进创面愈合；④未破的小水疱应尽量减少摩擦，防止水疱破裂、感染，使其自行吸收；如果出现大水疱，可在无菌操作下用无菌注射器抽出疱内液体，不必剪去表皮，局部消毒后再用无菌敷料包扎。若水疱已破溃并露出创面，需消毒创面及周围皮肤，并根据创面类型选择合适的伤口敷料。

小结

我国社会老龄化问题日益严峻，健全完善养老保障体系已成为当务之急。在大力加强以居家为基础、社区为依托、机构为补充的养老服务体系建设中，养老护理员直接承担着照顾老年人的工作，为了老年人能得到良好的照顾，本章就护理服务的内容、分级、流程和针对健康问题的特殊护理服务的组织与实施进行了详细的介绍。

通过本章的学习，学员能够掌握老年人护理服务的主要内容，掌握护理服务的具体分级，正确评估老年人的健康问题，并能够运用所学的护理服务流程和操作技术为老年人提供高质量的护理服务。

思 考 题

1. 老年人护理服务包括哪两大类，其主要内容有哪些？

2. 老年人护理服务一共划分为几个等级，其划分标准是什么？

3. 如何对老年人压疮风险进行评估？

4. 老年人发生跌倒后，如何正确进行现场处理？

第5章
老年人护理服务管理实务

学习目标

➢ 叙述管理的职能、方法及老年护理管理者要求

➢ 叙述养老护理质量管理体系内容、质量管理方法及日常护理质量要求和检查措施。

➢ 能制订养老护理员培训计划和护理质量持续改进计划

➢ 阐述养老护理员的压力管理与调试技巧

第1节　老年人护理服务管理相关知识

老年护理师作为在养老机构、日间照料中心和社区居家养老服务的高级技术人员，应该具有协助业务主管领导完成老年人护理服务的日常管理和护理服务质量检查的职责，因此应该学习并掌握管理学的相关知识和管理的基本技能。老年人护理服务管理是应用管理学基本理论、方法和技术为老年人实施护理服务的活动过程。

一、管理概述

1. 管理的概念

管理从字面上理解就是"管辖"和"处理"。管理是协作劳动的产物，目的是运用有限的人力、物力、财力取得最大的效果，是通过协调他人的活动来进行决策、计划、组织和控制，着眼于集体的效率。凡是有人的地方，都存在管理的问题。

管理概念的基本含义包括：①管理的宗旨是实现组织的目标；②管理的核心是计划、组织、人力资源管理、领导和控制五大职能的实现；③管理的基础是对人力、物力、财力、时间等各种资源的合理使用和分配；④管理的作用是用同样的投入获得最大的效益；⑤管理的

重点是明确目标和正确决策。

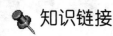 **知识链接**

管理过程中的基本要素

管理是为达成目标而进行的活动，其过程中的基本要素是：管理活动是有目标的；为达到目标而进行各种活动；对这些活动进行协调。

2. 管理的职能

管理的职能是指管理的职责和功能，是管理活动的具体形式，是实现管理目标的手段，是管理者按管理规律办事的具体体现。管理的职能一般归纳为：计划、组织、人力资源管理、领导和控制 5 个职能，各项职能相互联系、相互交叉。

（1）计划

计划即指预定目标，并为实现目标拟定一个活动方案，是管理的首要职能。

（2）组织

组织是指为实现预定的目标，建立工作机构，规定责权和工作关系，对拥有的资源进行科学安排，设计和维持合理的组织结构，是完成计划的保障。组织工作的具体内容包括：组织设计、人员配置和组织变革三个部分。

（3）人力资源管理

人力资源管理是指对人员的选择、培训、使用、评价的活动过程，从而保证组织任务的顺利完成。

（4）领导

领导是在科学计划、合理组织的基础上，发布命令，推进活动，合理使用人、财、物，并解决活动中的问题和偏差，保证组织任务高效完成。

（5）控制

控制是指根据制订的目标和标准对组织活动进行监督、检查，也就是检查活动执行情况与计划和标准是否相符，及时发现偏差，及时纠正，保证组织目标的实现的管理职能。

3. 管理的方法

管理的方法是指实现管理目标而采取的各种措施和手段，如：方式、途径和程序等。方法包括：行政方法、经济方法、教育方法、法律方法、心理学方法和数量分析方法

4. 管理的对象

管理的对象包括：人、财、物、时间、信息、技术、信誉等一切资源，其中最重要的是

对人的管理。

二、老年护理服务管理者基本素质

老年护理管理者是指从事老年人护理管理活动的人或人群，即指为实现老年护理目标而对护理资源进行计划、组织、领导和控制的护理专业人员。老年护理师是养老护理职业的高级专业护理人员，也是老年护理的管理者之一。

1. 专业能力要求

（1）护理技术能力

主要包括：①能对老人护理环境进行设计，能制订改善老年人护理环境的方案；②能制订老年人护理计划，能检查老年人护理计划的实施；③能在养老护理技术方面进行创新，能参与选择、论证、申报养老护理科研课题，并参与养老护理科研成果的推广。

（2）培训与指导能力

主要包括：①能制订并实施养老护理员的培训计划；②能对养老护理服务的技术操作中的各类疑难问题进行示范和指导。

（3）护理服务的组织与服务质量管理能力

主要包括：①能制订养老护理员岗位职责和工作程序，能对养老护理管理方案予以实施与控制；②能制订养老护理质量控制方案，能对养老组织护理技术操作规程的实施进行管理，能对养老组织护理质量控制的实施进行管理，能运用现代办公设备进行管理；③能撰写养老护理与管理的报告。

2. 素质要求

（1）具有良好的人格

良好的人格形象可发挥示范效应，首先须有善良、诚恳、热情、耐心、宽容的心理品质，语言、行为符合职业道德的要求，善于控制情绪，以积极的态度和端庄的仪表影响组织内成员。树立以老年人为中心的服务理念，处处起模范带头作用，以身作则，使下属和老年人感到亲切、信任，愿意和你沟通，主动配合。

（2）善于运用管理策略

管理是艺术，是技巧。管理者应该学会充分运用管理艺术包括决策艺术、领导艺术、交谈艺术、激励艺术、协调艺术等，激发养老护理员的工作热情和创造力。善于明辨是非，具有敏捷的思维和准确的判断能力，能及时发现问题，做出正确的决策；善于应用沟通技巧，能够与各种不同意见的人沟通思想，善于做思想工作；善于应用心理学方法，缓解员工心理压力等等。

（3）有较好的创新和应变能力

创新是管理的灵魂，贯穿于计划、组织、领导和控制整个管理职能中，善于创新才能使管理工作充满生机和活力，才能自如应付不同状况。

（4）具有健康的心理和身体素质

老年护理师承担着护理服务质量管理、老年人生活管理、物品管理、养老护理员管理等工作。同时，还扮演着领导者、协调者、计划者、监督者、教育者等诸多角色，这就要求护理管理者要具备健康的身体、旺盛的精力和良好的心态。

第2节　老年人护理服务质量管理

服务质量管理是老年人护理服务管理的核心，也是护理管理的重要职能。老年人护理服务质量不仅取决于护理人员的职业素质，也与管理水平的高低密不可分。科学有效的质量管理，是提高护理质量的重要措施。老年人护理质量管理是指按照护理质量形成的过程和规律，对构成护理质量的各要素进行计划、组织、协调和控制，以保证老年人护理服务工作达到规定的标准和满足老年人需要的活动过程。

一、老年人护理服务质量管理体系

1. 建立各项护理服务相关制度

目前各类养老机构急需要建立规范的老年人护理服务管理制度、各项护理操作规范和统一的分级护理标准，建立有效的质量管理基础。

常见与老年人护理服务相关的管理制度有：入住、转出、出院制度、老年人能力评估、住院和在院评估、护理服务的交接班制度、老年人饮食管理制度、药品保管及服药制度、消毒隔离制度、安全管理制度、保护约束制度、物品与设备管理制度、意外/不良事件处理制度（跌倒、压床、脱管、院内感染等）以及突发事件的处理制度（火警、走失、食物中毒、传染病流行等）。例如可以根据机构的性质、条件，入住老人的情况设计规范本院的老年人入住评估流程。

2. 建立各项护理服务规范

（1）服务协议

民政部《养老机构管理办法》规定，老年人入住必须签订入住协议，服务协议示范文本由民政部门制订。内容包括：①养老机构名称、住所、法定代表人或者主要负责人，联系方式；②老年人及其代理人和老年人指定的经常联系人的姓名、住址、身份证明、联系方式；

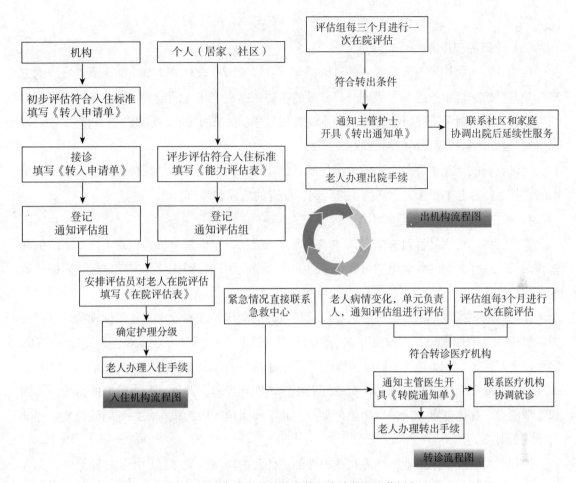

图 5-1　老年人入住机构评估制度流程图（范例）

③服务内容和服务方式；④收费标准以及费用支付方式；⑤服务期限和地点；⑥当事人的权利和义务；⑦协议变更、解除与终止的条件；⑧违约责任；⑨意外伤害责任认定和争议解决方式；⑩当事人协商一致的其他内容。

（2）各种护理服务操作技术常规和评价标准

老年护理所有的服务项目需要制订正确操作流程、服务规范和评价标准，即是护理质量管理的基础，也是护理人员必须遵循的规范。老年人护理的主要服务项目分为以下几个方面：清洁卫生、睡眠照料、饮食照料、排泄照料、安全保护、给药护理、病情观察、物品消毒、冷热应用、应急救护、常见病护理、肢体康复、康复锻炼、闲暇活动、情绪疏导、临终护理、培训指导、环境卫生等。

养老护理行业需要制订统一的操作常规和评价标准，养老机构根据自身的环境、借助现代化的信息技术、护理辅具和护理人员现状，可有创新性的管理要求，但不能违背护理常规。

（3）分级护理标准

目前各养老机构没有实行统一的分级护理，可以参考本教材第4章中护理服务分级的方法对养老机构护理服务进行等级划分，分级的主要依据是老年人的能力等级、年龄、健康问题等综合分析后确定护理服务的级别，并根据老人身心状况的发展，定期进行调整。

3. 建立老年护理人员的岗位职责

制订完善的老年护理各个岗位的岗位职责，让每个人明确自己的任务、要求、权限和承担的责任地。养老护理人员上岗前须进行岗位职责的培训和考核。

4. 成立护理服务质量管理小组

养老机构，特别是针对失能老人的"护理型"机构，至少每个机构设立1位专职的护理管理人员，一些大型的养老机构可在每个服务单元设立护理管理岗位，定期对机构内护理质量进行监控管理。

作为养老机构老年护理管理者，必须具备较高的老年护理专业素养，根据现状，兼顾发展，机构养老护理管理者来源及基本条件须具备：①护士：护理专业毕业，大专以上学历，中级以上职称，2年以上老年护理工作经历，经过老年护理及管理的相关岗位培训；②养老护理员：须持高级以上资格证书，有较好老年护理实践经验。此外，须有较好的组织、协调和管理能力，身体健康，热爱老年护理事业。此管理岗位一般为机构的护理副院长或护理部主任或护士长。

护理质量管理小组由业务副院长或护理部主任及护理组长或楼层护士长共同组成，主要任务：建立、落实和更新养老机构内各类服务标准、服务规范；开展老年护理质量管理教育；进行全面的护理质量控制；评价与持续护理质量改进。

5. 设立护理服务质量管理的日常运行机制

老年护理服务质量管理可以借鉴管理学的一些质量管理的模式，如PDCA循环、品管圈活动等。老年护理工作，不是一个流水线的作业，需要灵活处理日常照护工作的问题，如何发现护理服务中的问题及预防护理质量偏差显得非常重要。机构需要建立护理服务质量控制的日常运机制，特别是日常护理服务的检查监督。一般每天由护理组长或单元护士长进行管理区域内的护理服务质量检查，夜间实行值班巡查，每周由护理部主任组织进行各护理区域的护理服务质量检查，发现问题及时处理和改进，每季度召开质量分析会，按奖惩条例进行奖惩，并提出持续的质量改进措施。

📌 知识链接

质量管理的 PDCA 循环

PDCA 循环是指：计划（Plan，P）、执行（Do，D）、检查（Check，C）、处理（Action，A）四个阶段的循环往复过程，是程序化、标准化、科学化的管理方式，是发现问题、解决问题的过程。

计划阶段：分析现状，找出问题，分析原因，制订对策并预测效果。

执行阶段：按预定的质量计划要求付诸实际行动。

检查阶段：按计划要求对实施情况进行检查，发现执行中的问题并进行改进。

处理阶段：对检查结果进行分析、评价和总结。将新的问题转入下一循环来解决，不断提升质量水平。

二、老年人护理服务质量检查

1. 建立日常检查制度

老年护理质量检查是养老机构老年护理质量控制的重要环节，应建立每日、每周、每月、每季和每年的检查计划和方案，包括检查人员安排、检查内容、检查步骤、检查要求及信息反馈、落实整改要求、奖惩措施等，定期召开质量分析会，并将护理质量考核结果纳入护理人员的绩效考核中。

2. 设计护理服务质量检查表格

根据国家《养老机构管理办法》规定，养老机构为老年人提供：生活照料、康复护理、精神慰藉、文化娱乐等服务，并为有需要的老年人提供情绪疏导、心理咨询、危机干预等精神慰藉服务。根据服务内容，为方便质量检查人员对信息的收集、汇总和分析，通常设计一些检查表格来配合各项检查之用。

（1）日间巡查表

护理服务质量检查人员每日对各护理区域的护理情况进行例行常规的巡查，主要巡查内容见表 5-1。

表 5-1　日间巡查表

区域_____　检查者_____　检查日期_____

条目	分值	内容和要求	评分	检查情况
养老护理员	10	精神饱满，衣着、修饰符合要求；护理操作符合规范；遵守规章制度		
室内卫生	15	地面、桌面整洁无污渍；无特殊气味；清洁措施符合规范		
老年人护理服务	40	知晓老年人身心现状；各项护理工作落实到位；老年人皮肤、衣着、床单位整洁，无臭味；无压疮。开展各类老年人活动，老年人精神愉悦，无投诉事件，满意度高		
安全管理	20	地面防湿，床档、扶手牢固，助行器、约束等措施合理应用，规范管理吸烟、电器使用、外带食品等，无意外发生等		
护理记录	10	有完整的翻身记录、吸氧记录、出入量记录、外出记录、特殊事件记录、特殊病情记录、交接班记录、出入院记录等		
其他	5			
合计				

注：因护理服务不当发生压疮、坠床、跌倒者，扣20分。其他1项不符扣1分，直止此项分数扣完为止。

（2）总值班记录表

为加强老年护理服务质量的控制，应实施机构24小时值班制度，值班由护理管理小组成员担任。总值班实行在岗制，不分节假日，由护理院长或主任统一安排。总值班记录表见表 5-2。

表 5-2　总值班记录

值班者_____　日期_____

类别	服务单元1	服务单元2	服务单元3	服务单元4
在院人数				
入院人数				
出院人数				
发生问题与处理				
突发事件				
投诉/表扬				
其他				

（3）护理质量服务分析表

每月对护理检查情况进行汇总、分析，找出主要问题，分析相关原因，提出有效的对策，将信息及时反馈到相关护理区，促进整改，提高老年护理质量。根据机构护理服务内容，可按表 5-3 格式进行初步汇总分析。

表 5-3　护理服务质量月汇总表

起止日期＿＿＿＿＿＿＿＿＿　　　　　　　　填表人＿＿＿＿＿＿＿＿＿

类别	服务单元 1		服务单元 2		服务单元 3		服务单元 4	
	数量	主要原因	数量	主要原因	数量	主要原因	数量	主要原因
违反规章制度								
操作失常规								
设施失常								
跌倒								
压疮								
其他护理意外								
投诉								
纠纷								
其他								

说明：护理服务质量月汇总表对以月为单位的护理检查情况进行汇总，日期处应填写检查的起止日期，如 2013 年 10 月 1 日—2013 年 11 月 1 日。

（4）护理服务问题反馈整改表

护理服务质量检查小组发现护理服务问题后，相关信息及时反馈到区域护理组长或护士长，由于目前养老护理员普遍文化程比较低，年龄偏大，护理服务问题反馈整改表（表 5-4）由护理组长或护士长负责落实和整改评价。

表 5-4　护理服务问题反馈整改表

护理区域＿＿＿＿＿＿＿＿＿＿　　评价者＿＿＿＿＿＿＿＿＿　　日期＿＿＿＿＿＿＿＿＿

存在问题	原因分析	整改措施	实施后效果

也可以用关联图或护理服务因果图分析护理质量中的问题，以及问题的原因，以便找到解决的策略（图5-2）。

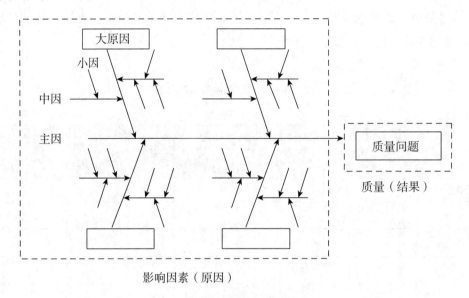

图 5-2　质量因果分析图（鱼骨刺图）

3. 护理服务质量检查方法

老年护理服务质量检查方法可采取巡视、抽查、座谈、专项调查等方法主动检查，也可通过设立投诉通道，如设立投诉热线电话、投诉信箱、电子邮箱或微信等方式，接受老人及家属投诉，广泛获取老人及家属的意见。

（1）巡查

一般每天上午上班时，护理管理者对各护理区域进行例行的常规检查，及时发现护理问题及时整改，同时也了解各护理区域的整体情况，使一天的工作有重点地进行，保证机构内老年人得到安全、高质量的照护。

（2）抽查

除常规的检查外，应组织人员不定期地对护理区域某项护理工作进行检查，也可根据过往的检查情况有重点地进行抽查。

（3）座谈

定期举行老人和（或）家属的座谈会，老人作为护理服务的受体，对护理质量的评价是最直接并较为客观。评价的重点放在老人的满意度方面，评价内容包括：职业道德、工作和服务态度、技术水平、关心老人情况等方面。通过座谈，可以从不同角度了解各护理区域的一些问题。

（4）专项调查

如培训后知识掌握情况、某项制度执行情况，还有老人的满意度、护理人员心理状态等等，可根据需要作专项的调查。

三、老年人护理服务安全管理

1. 设专人管理，落实安全管理制度

（1）加强安全因素评估

日常护理中，注意评估各类影响安全的因素，如生理因素：年龄、视力、听力、步态、关节灵活度、瘫痪等；药物因素：服用药物的种类、剂量、用法，有无自带药物，有无服用镇静药、精神类药、降压药等；环境因素：光线、温度、安全设施等是否完好；心理因素：有无焦虑、恐惧、抑郁、消极情绪及有无老年痴呆等；护理因素：是否使用热水袋、约束物品、助行器等。

（2）定期检查各项安全管理制度的落实情况，如用火、用电管理制度和安全防范措施等。加强对火灾、食物中毒、煤烟中毒、煤气泄漏、走失等安全防范措施的实时检查，禁止入住人员擅自使用电热毯、电炉子等取暖设施，加强入住人员的吸烟管理。建立、完善防火巡查检查制度，及时整改消除火灾隐患和不安全因素。

（3）加强消防教育。对老年人和员工进行发生火灾事故后如何使用消防器材、如何自救等方法教育，以及食物中毒、煤烟中毒、煤气泄漏等安全防范教育。了解安全防范和自我保护的基本常识，提高安全防范意识。定期组织开展有针对性的应急疏散的逃生演练，使老年人掌握防火、灭火、逃生的常识。

（4）加强老年护理风险评估和防范。对新入住者进行全面的身心状况评估，了解相关风险并做好告知服务，落实各项安全措施，预防护理意外。

（5）财物安全保管。进养老机构不带贵重物品，物品保管要双方签字，按管理制度执行。

2. 做好设施安全管理

（1）通道无障碍

室内光线要充足，地面平整，不设门槛，通道无障碍，活动空间宽松，家具杂物不堆放在过道上，便于老年人通过。

（2）合理使用床档

高龄或意识不清的老年人为防止坠床，合理使用床档。床档有多种类型，如多功能床档、半自动床档、木杆床档等，根据需要和条件进行选择。

（3）厕所浴室增设防滑设施

要选择防滑性能好的拼木地板、石英地板砖、凹凸条纹状的地砖及防滑马赛克等作为地面材料，厕所浴室内垫防滑垫、马桶垫。

（4）扶手稳固

在走廊、浴室、坐便器等设施处设有安全稳固的扶手。

（5）安全标识明显

✧ 在清洁地面时，放置写有"小心路滑，防止跌倒"的警示牌，卫浴间有"防滑倒"的标识；

✧ 张贴消防、安全预警标识。消防设施和灭火器材，固定放置，有明显标识；室内有禁烟、禁火、禁用大功率电器等标识；

✧ 在醒目的位置悬挂场所火灾危险性、疏散路线、逃生技巧等消防安全常识的图示；

✧ 在适当位置设置安全教育的宣传栏，明示安全管理制度，对防火、防意外事件等进行科普教育。

（6）安装紧急呼救系统和监测系统

机构内各服务单元可使用呼救通、平安钟、呼救器等呼叫设施。老年人床头放呼叫器，有需要按下呼叫器直接与养老护理员联系。另外，也可视需要安装远程监测设备，如有心脏疾病的老年人，安装远程心电监护装置，由相应的医疗机构监测和处理意外情况。

3．加强日常护理的安全防范

（1）防跌倒

✧ 加强跌倒的风险管理：对老年人进行跌倒的风险评估，对跌倒风险高的老年人，重点监护；

✧ 加强老年人预防跌倒的健康教育：坚持锻炼，提高行走的稳定性和反应能力；裤、鞋、袜合适，防滑倒、绊倒；改变体位宜慢，特别是起床要慢，预防体位性低血压而引起跌倒；视力差的老年人外出要有人陪同；外出留有足够的时间，避免焦急赶路而跌倒、撞倒，避免在上下班高峰时段外出；更换衣服时最好取坐位，避免单腿站立穿衣脱裤；体弱者避免长时间站立，适当使用助行工具以增加稳定性；

✧ 改善环境：居室保持整洁，照明充足，物品摆放有序；床高度合适，配有床栏，床旁呼叫器放于老年人枕旁；地面平坦、干燥，无水迹；走廊通畅，不堆杂物，设有扶手；厕所、浴室应使用防滑地砖，设有扶手，安装呼叫器；厕所应有坐式便器，便器旁安装有扶手，使老年人坐下、站起时可以扶持；

✧ 加强心理护理：经常与老年人及家属交谈，及时掌握老年人的心理状态，对于不服老、不愿求助别人的老年人，应让其认识自身的生理变化，认识跌倒的危险性；帮助他们了解如何预防跌倒，克服恐惧心理，摆脱跌倒的阴影。

（2）防误吸

✧ 评估老年人的吞咽功能，平时进食进水经常有呛咳者重点监护；

◇ 进食时采取合适的体位，可取坐位或半卧位，不能坐起者床头抬高 30°～45°。小口进食，细嚼慢咽，进食时注意力集中，不谈笑、不看电视等；

◇ 选择合适的食物，喝汤和水容易呛咳者，可将食物加工成糊状；

◇ 对于进食有严重呛咳而无法正常进食者，应予胃管鼻饲；

◇ 观察进食情况，如有严重呛咳者要注意是否有食物误吸入气道，观察呼吸情况，并作好误吸窒息的抢救准备。

（3）防自伤或伤人

◇ 做好入院评估，注意有无老年痴呆、老年抑郁症及其他精神问题；

◇ 严密观察，及时发现有精神症状的老年人，及时就医；

◇ 保证环境安全，老年人居住室内不应有利器（如剪刀、刀具等）及规定的其他有可能导致自伤或伤人的工具；

◇ 必要时遵医嘱使用约束物品或镇静药物。

（4）防烧烫伤

◇ 严格检查并保持设施完好，按规范进行操作：要购买正规厂家生产的各类物品，定期检修，保持功能完好。在给热水袋灌水前，先要检查热水袋是否破损，然后再将热水倒入袋中，盖紧袋盖后倒提检查有无漏水；充电热水袋表面不能用锐器刺压，强力摔打，以免破裂、漏液造成伤害，如出现破损、漏液现象绝不能再充电使用；热水袋水温不宜 >50 摄氏度，使用时外加布套。烤灯理疗、热敷时严格掌握时间和温度。洗澡时注意水温的控制，应先开冷水开关，再开热水开关；先关热水开关，后关冷水开关；

◇ 做好相关的安全保护：热水炉，蒸汽锅有防护措施，避免老年人接近导致蒸汽烫伤；物品放置有序，避免打翻热水瓶等；开水炉要有防护措施，避免开水飞溅引起烫伤；按规范正确使用电器，使用微波炉时应遵守操作规则；

◇ 机构居室内禁火禁烟，对于吸烟的老年人要加强管理，不能躺在床上吸烟；

◇ 禁用化学危险品，禁燃鞭炮，一些化学消毒剂应专人严格按规定保管。

（5）防走失

◇ 建立老年人出入院请假、登记制度及交接班制度；

◇ 入住时了解以往有无外出迷失情况，评估走失风险；

◇ 在不违背伦理道德下，公共区域、痴呆老年人活动区域安装必要的摄像监控设施；

◇ 根据老年人的健康状况为老年人制作胸卡，在上面记录老年人的姓名、年龄、居住养老机构的名称及联系电话，防止老年人迷路走失，工作人员还可以根据胸卡的颜色分辨该老年人是否可以独自外出。另外，根据条件可利用信息技术，让老年人佩带（戴）各类有定位功能的电子设备，如有定位功能的手表、挂件、手机等；

♦ 关心老年人，与老年人建立良好关系，随时了解其思想动态，注意观察老年人的一些异常表现，预防走失；

♦ 建立走失的应急预案，一旦老年人走失，能根据程序及时寻找和应对。

（6）安全用药

♦ 加强用药指导，解释用药的目的、剂量、时间、方法等，特别是特殊药物、降压药、降糖药的使用指导；

♦ 严格按医嘱服药，用药剂量要准确。根据老年人情况，对老年人服药按护理级别进行管理，督促和协助老年人服药。应了解有无自带药及种类，避免重复用药；

♦ 服药时应取立位、坐位或半卧位。服药方法要正确，用温开水吞服，服药时应同时服用温开水 100～200ml，以利于服药和帮助药物吸收；

♦ 若服用安眠药，应在睡前服，服药后不再离床活动，以免跌倒；

♦ 外用、内服药分开放置，特殊药物专人保管，记录使用情况。

第3节　养老护理员的压力管理与调适

养老护理员身心健康才能够为患者提供恰当合理的照护，由于养老护理员工作的特殊性使他们常常面临各方面的压力源，加之繁重的体力工作、长时间的工作，进一步加重了养老护理员的压力。因此帮助养老护理员正确地认识压力、压力的来源和掌握一定的调适技巧，是老年护理师的责任之一。

一、正确认识压力

1. 压力

压力是个体对刺激产生的一种心理与生理上产生的综合感受。任何需要耗费精力、时间去处理的事件都可能是潜在的压力源。压力管理的范围：包含正面的、负面的，都需要消耗个人时间和精力的内外刺激。养老护理员承受的压力已成为一种职业性危险，其经常感到心身疲劳、缺乏被理解和尊重、认为无发展前途、职业满意度低、离职意愿强烈等。

2. 压力的来源

养老护理员的压力类别主要可以分为来自工作的压力和来自工作以外的压力。

（1）来自工作的压力

♦ 来自岗位的压力：是否能胜任当前的岗位，能力与岗位是否匹配等；

◇ 来自同事的压力：同事之间的竞争与合作；

◇ 来自领导的压力：上级领导给的工作内容、工作的量以及工作的评价和绩效；

◇ 来自发展的压力：养老护理员是否有晋升的机会，养老护理员的职业生涯规划等；

◇ 来自特殊工作环境的压力：服务对象，老年人的情况复杂、情况变化迅速，对工作的可控性、预测性低等；养老护理员的工作性质，如轮班工作制、常常面临人员缺编等。

（2）来自工作外的压力

◇ 来自家庭的压力：如家庭中的夫妻关系、亲子关系、亲友关系等；

◇ 来自社会的压力：如社会对养老护理员的劳动价值的态度、社会对养老护理员认同的态度等。

3．压力管理

可分成两部分：一方面是针对压力源造成的问题本身去处理；另一方面处理压力所造成的消极反应，即情绪、行为及生理等方面的调适。

二、压力管理与调适技巧

1．压力管理原则

（1）能觉察到压力，并判断压力的影响原则

能识别稍微引起情绪变化的压力、引起躯体各种不适反应的压力和较大的引起认识障碍，造成对环境反应迟钝，甚至心身处于崩溃边缘的压力。

（2）要努力保持平衡的原则

身心两方面的平衡十分重要，躯体压力大，精神压力也会慢慢增大，反之亦然。通过放松来释放躯体压力、精神的压力也会得到适当的缓解。

（3）掌握处理压力的技术与技巧的原则

常用的压力调适技巧很多，如肌肉放松训练、冥想与想象、倒数放松、自我催眠、一分钟放松技巧等。可以按照各种生活场景恰当地选择。

（4）保持积极心态的原则

良好的心态能帮助养老护理员提高应对压力的能力，对压力的正确的观念、分析压力的原因、良好的处理压力的经验等都有助于建立良好的心态。

2．压力调适技巧

（1）认知调适法

认知是指个体认识和理解事物的心理过程，涉及知识的获取、使用过程，应该知道养老护理员建立对压力正确的认知。常见的认知调适法有理性情绪疗法、认知疗法、认知失调和归因训练等。当认知出现不协调时，除了设法减少它以外，人们还可以主动避开那些很可能

使这种不协调增加的情境因素和信息因素。减少认知失调的方法通常有四种：①改变认知，如果两种认知相互矛盾，我们可以改变其中一个认知，使它与另一个相一致。比如"我生气"与"生气对身体有害"，那就需要改变一个认知；②增加新的认知元素。如果两个不一致的认知导致了失调，那么失调程度可由增加更多的协调认知来减少。如认为"我很勤快"但又"技术考核常不及格"的人，可以通过找各种借口，比如强调自己运气不好，操作练习的流程没有抓住重点等来消除不协调感；③改变认知的相对重要性。因为一致和不一致的认知必须根据其重要性来加以权衡，因此可以通过改变认知的重要性来减少失调。比如，强调发脾气的重要性，"发脾气可以使我感觉舒服、别人不敢惹我，这才是最重要的，我不能为了将来可能的危险而放弃它"。个人也可以强调发脾气对家人、老年人不利的认知因素，即"发脾气真的很可怕，对家人、老年人和自己的身心健康不利，尽快改掉吧"。这两种认知改变都可以使认知达到平衡；④改变行为，使养老护理员对行为的认知符合态度的认知。如一个人知道了"生气／发脾气可能导致疾病"，而调整处理的方式对各方面都好，可能就会促使他改变行为，但行为改变一般比态度改变各难。

（2）情绪调适法

情绪调适是指对有碍于身心健康的消极情绪进行有意识地、合理地调适，保持积极愉快的情绪和良好的心境，防止和减弱不良情绪对身心的危害。

1）消极情绪的调适方法

◇ 理智调适法：必须承认消极情绪的存在；当承认自己存在某种消极情绪之后，就要分析引起这种情绪的原因，弄清楚究竟为什么会有焦虑、忧怨、恐惧和愤怒等反应；寻求适当的途径和方法去克服那些危险的东西，或是设法避开它。这时，应该对所恐惧的事物细作分析，了解其所具有危险的性质、危害的程度以及可能防护的途径；

◇ 语词暗示法：是运用内部语言或书面语言的形式调适情绪的方法。比如，早上起床时可以暗示自己："今天我心情非常好！"，"今天我工作一定很顺利！"，或者将类似的话写在墙上；

◇ 活动释放法：是借其他活动把紧张情绪所积聚起的能量排遣出来，是使紧张情绪得以松弛、缓和的一种调适方法。如，遇到挫折和不顺心的事情时，可以到外面去运动，直到满头大汗、气喘吁吁，心态也就自然平静下来。可以去看竞技性的比赛、看电影等；

◇ 表情调适法：是有意识地改变自己的面部表情和姿态表情以调适情绪的一种方法。如加快走路的速度，使忧郁的心情开朗起来、洪亮的声调可以增强自信心、内部微笑技术。发自内心地对自己微笑，可以先使自己的身体处于一个舒适的姿态，然后想象微笑进入了你的面部肌肉，放松、温暖着你的整个面部。让这种微笑滑进你的嘴里，轻轻扬起嘴角，让微笑下行，进入左侧心、肺、肝、肾、背部和腿，感觉到微笑的、温暖的力量放松了你全身所有的肌肉，感觉到你的整个身体都体验到爱和感激；

◇ 音乐调适法：是指借助于情绪色彩鲜明的音乐来控制情绪状态的方法。现代医学证明，音乐能调整神经系统的功能，解除肌肉紧张，改善注意力，增强记忆力，消除抑郁、焦虑、紧张等消极情绪；

◇ 幽默调适法：是一种轻松愉快的生活态度，往往表现为玩笑的方式，具有明显的减低愤怒和不安情绪的作用。一句幽默得体的话可以使气氛立即活跃起来，可以改变窘迫局面，学会幽默、乐观地面对生活，才能使自己快乐起来，成为真正的强者；

◇ 颜色调适法：颜色会对人的心理产生各种影响，红色表示快乐、热情，使人情绪兴奋、热烈，受到鼓舞；黄色表示明朗、快乐，使人兴高采烈，充满喜悦之情；绿色表示和平、友爱，使人心绪安宁，有恬静、温和之感；蓝色给人以凉爽、舒适之感，使人心胸开阔。在实践中，墙壁上涂上白色、淡蓝色、淡绿色、淡黄色能使人镇静、安适，有助于恢复健康；高血压病人戴上烟色或茶色的眼镜，有助于降低血压等。

2）积极情绪的培养方法

◇ 树立正确的人生观；
◇ 保持强烈的事业心；
◇ 妥善处理人际关系；
◇ 培养多方面的兴趣；
◇ 增加愉快的生活体验；
◇ 保持适当的紧张和热情；
◇ 积极锻炼身体。

案例

针对某社会福利院的养老护理员设计的一系列活动。这些养老护理员为女性，年龄 20 ～ 30 岁。拟成立教育性、沟通性减压小组。

案例

第一次：认识压力——寻找压力源

活动时间	地点	活动目标	活动内容
5 分钟	小教室	热身	手部游戏
5 分钟		提醒小组目的	本次目标，制订小组契约
15 分钟		认识自己，发现自己的以往处理负面情绪及承受压力的能力	分享带来的物品，并说明什么代表了自己特征、优势、能力
15 分钟		测试自己的压力有多大	填写压力测试表并分享压力
10 分钟		找到压力源	填写压力圆圈表；运用"压力五角星"
5 分钟		面对自己的压力源	冥想
5 分钟		提醒	提示下次讲解压力源与应对方法

第二次：压力管理——学习解压方法

活动时间	地点	活动目标	活动内容
5 分钟	小教室	热身	当你遇到压力时身体的哪一个部分有反应就站到人（像）的那个部位上
15 分钟		了解压力	回顾上次的压力源；互动讲解压力源
10 分钟		找到面对压力时的应对资源——社会支持系统	三分钟写出 5 个社会支持系统；每人分享一个重要的支持系统
15 分钟		学习分层解压及放松疗法	简单讲解
10 分钟		激发潜力	与压力过招
5 分钟		提醒	提示下次主题：电影解压法

第三次：电影解压法及讨论

活动时间	地点	活动目标	活动内容
1 小时	小教室	了解如何处理工作以及压力带来的积极和消极作用	观看与压力相关的电影
15 分钟		反思	分享观后感：对压力和应对的认识，对自己工作的认识

第四次：认识情绪

活动时间	地点	活动目标	活动内容
10 分钟		认识和体会自己的情绪	简单讲解：情绪与我们 练习："我"信息
10 分钟		放松情绪	情绪猜一猜
10 分钟		正确认识我们自己的情绪，承认它们的存在	简单讲解 提醒下次将会学习情绪的管理

案例

第五次：情绪管理

5 分钟	小教室	热身	情绪打分
35 分钟		学习非理性情绪的产生及处理 学会积极的认知及换个角度思考	练习：与自己的情绪连结； 简单讲解：ABC 理论
10 分钟		问题解决	游戏
5 分钟		总结小组	仔细阅读《信》

注：资料来源于北京市第一福利院

养老护理员自我健康管理技巧

在护理服务中应避免容易疲劳的身体上重点部位包括：工作对养老护理员的肩部、腰部的负担较重，容易产生肩酸腰痛。掌握适当的护理技巧，在工作时会有很大帮助。

◇ 掌握身体姿势调理法：采用适当的护理姿势不仅可以有效地减轻养老护理员肩部、腰部的负担，还可以减轻患者的负担。因此养老护理员站立的位置，物品的摆放位置，调节床的高度等情况都应该充分考虑；

知识链接

养老护理员在照护中应遵循的力学原则

◇ 身体安定，重心放低，扩大站立面积；

◇ 移动重心时要流畅；

◇ 利用杠杆原理；

◇ 尽量接近老年人，挺直腰板，重心平稳；

◇ 为了提高工作效率，护理时需要的物品尽量放在附近。

◇ 熟练掌握护理工作内容和方法：通过长时间的护理工作，逐渐总结工作技巧及要领，从而提高工作效率，轻松精神。

◇ 养老护理员明确日常生活中注意事项

在生活中可按照图 5-3 中的内容加以注意。

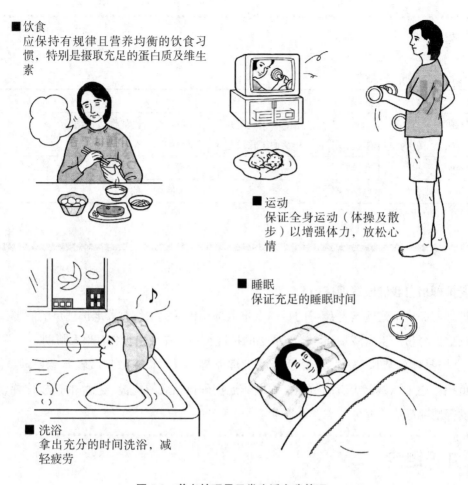

■ 饮食
应保持有规律且营养均衡的饮食习惯，特别是摄取充足的蛋白质及维生素

■ 运动
保证全身运动（体操及散步）以增强体力，放松心情

■ 睡眠
保证充足的睡眠时间

■ 洗浴
拿出充分的时间洗浴，减轻疲劳

图 5-3　养老护理员日常生活自我管理

◇ 养老护理员建立良好的日常精神卫生管理习惯：心情不好，焦虑不安时应想办法转换心情。平时应注意培养兴趣爱好，与自己趣味相投的朋友经常聊天等体验完全放松的感觉。对待事情不要总是犹犹豫豫，应果断的采取行动。

◇ 定期体检：不要对自己的身体过分自信，应该每年做一次健康体检。特别是到了一定年龄时应注意预防生活习惯病，自身的健康管理非常重要；

◇ 学习并练习预防肩酸、腰痛的体操：利用护理工作的空闲时间放松心情的同时，应该养成做预防腰痛，肩酸体操的习惯，如图5-4、图5-5所示。

◇ 工作中注意防止感染：注意自己不要被感染，特别是不要成为病原菌的传播者；因此，应在护理工作的前后洗手，并且穿工作服，以保证养老护理员的健康。

■ 预防肩酸的体操

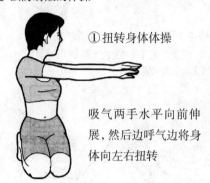

①扭转身体体操

吸气两手水平向前伸
展,然后边呼气边将身
体向左右扭转

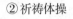
②祈祷体操

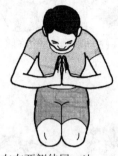

两肘尽量向左右两侧伸展,边
呼气边将背部向前弯曲,两手
用力合掌 5 秒钟后放松 3 秒钟

③伸肘体操

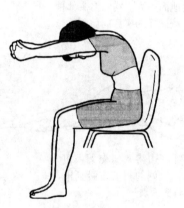

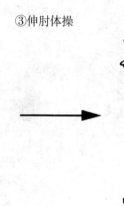

两手相交肘部向前伸展,背
部向前弯曲边呼气边将手臂
向前伸展

然后两手相交向外侧
伸展,同时伸展肘部

图 5-4　肩部保健操

■ 预防腰痛的体操

①基本姿势

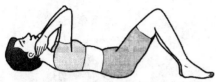

屈膝仰卧，两手放在脸部慢慢进行腹部呼吸

②腹肌运动

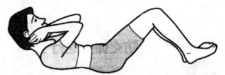

保持基本姿势慢慢起身，肩部在距地面25厘米左右时停止5秒钟后慢慢返回基本姿势进行腹部呼吸

③腹肌运动

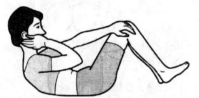

与②的要领相同，边将身体向前弯曲边用右手接触左膝，左手接触右膝交替进行后慢慢返回到基本姿势

④脐部运动

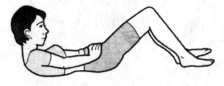

保持基本姿势将两手分别放在腰部，收腹腰部向地面用力。然后将头部稍微抬起，保持这样的姿势向脐部看

⑤仰卧屈膝

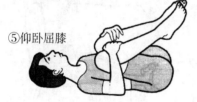

两手抱膝，髋部伸展，两膝尽量向腋下靠近

⑥扭腰

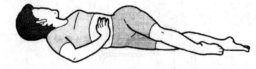

仰卧边呼气边将两腿交叉，扭腰尽量将上侧的膝盖接触到地面。左右交换着进行

图 5-5　腰部保健操

案例

　　某养老机构实行24小时排班制，1名养老护理员管理3位失能老年人，晚间养老护理员与老人同睡一室。由于该养老护理员睡得太深，未能按2小时翻身，致使1位老人出现Ⅱ度压疮。

　　思考：

　　1. 这样的排班方式缺点有哪些？

　　2. 结合您的工作经验，从原因分析的角度谈谈如何采取措施预防此类事件。

小结

随着老龄化的进展，养老服务需求快速增长，但我国内地养老服务尚缺乏科学化的管理，亟须逐步建立规范的服务体系。

本章围绕养老护理服务管理展开，主要介绍管理的职能、方法、老年护理管理者要求及老年护理服务的组织管理与服务质量管理。教材对养老护理分级护理标准及安全管理等基本要求进行了阐述，希望逐步完善，促进养老护理行业规范的建立和完善，推运老年护理事业发展。另外从养老护理员自身健康管理的角度出发，探讨压力的调适等。

思 考 题

1. 老年护理服务管理者的基本素质包括哪些方面？
2. 老年人护理服务质量检查常用的方法是什么？
3. 简述老年人护理服务安全管理的主要内容。
4. 养老护理员常见压力来源分析，并给出调适的技巧。

第6章
老年人健康教育的组织与实施

学习目标

➢ 描述老年人健康教育的重点内容

➢ 分析老年人健康教育的注意事项

➢ 解释老年人健康教育的程序

➢ 举例说明老年人健康教育常用方法和技巧

老年期是人生的重要时期，在老年人疾病增多及心理调节能力降低的现实情况下，对其进行健康教育的重要性日趋显著。通过健康教育可使老年人了解和掌握疾病知识、重视健康、配合医护治疗、提高自我保健能力和生活质量。从社会角度看，老年人群在社会中是一个特殊的群体，目前人口老龄化问题已成为社会发展中一个重要的公共卫生问题。因此研究探讨老年人健康问题，结合老年人的生理和心理特点，采取多种形式开展健康教育是老年人健康护理工作的一项重要内容，有着重大的现实意义和历史意义。

第1节 概 述

一、开展老年人健康教育的重要性

健康教育是通过有计划、有组织、有系统的社会和教育活动，促使人们自愿改变不良的健康行为和影响健康行为的相关因素，消除或减轻影响健康的危险因素，预防疾病，促进健康和提高生活质量。加强对老年人的健康教育，帮助他们学习和掌握一些必要的老年期的生理及防病知识，提高自我保健能力，增进身心健康，意义是十分明显的。开展老年人健康教育的重要性具体体现在：

1．引导和促进老年人的健康和自我保护意识；

2．帮助老年人学会基本的保健知识和技能；

3．促使老年人养成有利于健康的行为和生活方式；

4．使老年人了解和掌握疾病知识、配合医护治疗、促进康复；

5．帮助老年人合理利用保健服务资源。

二、老年人的特点和健康教育的重点内容

1．老年人的特点

（1）容易罹患多种疾病：老年人的身体结构和和生理功能呈现不同程度的退行性改变，对环境的适应能力减弱，易患多种疾病。

（2）自理能力下降：老年人神经和肌肉功能降低，心脏负荷能力和血管弹性减弱，活动耐力和自理能力下降，加之某些慢性疾病的复发，以至于生活自理能力下降。

（3）记忆力下降：老年人由于生理功能的退行性变化，认知功能的减退，反应迟缓，记忆力下降。

（4）知识缺乏：由于受文化程度的限制，一些老年人知识严重缺乏，对疾病的治疗、预后、并发症等认识不足，对疾病的自我保健意识淡薄，对康复缺乏信心。

（5）情绪悲观：由于老年人不同程度患有疾病如糖尿病、高血压、冠心病等，疾病的长期困扰，使其存在忧郁、悲观、失望心理。

2．老年人健康教育的重点内容

（1）老年人常见疾病防治知识教育：包括心脑血管疾病、高血压、糖尿病、气管炎、白内障、青光眼、颈椎病、老年常见肿瘤、老年性痴呆等老年人常见慢性病的防治，使老年人学会一些具体的预防措施和早期识别方法，做到无病早防，有病早治。

（2）合理用药教育：老年人大多都同时患有多种疾病，又是慢性病，需要长期服药。有的人不遵医嘱，擅自增减、停药；有的迷信广告，自购新药；有的听人推荐，偏信单方。健康教育针对这些情况应正确引导。

（3）康复知识教育：对已经患有某些慢性疾病或有残疾的老年人，通过健康教育帮助老年人掌握一些康复知识和措施，减少老年人身体上、精神上的痛苦；同时要教育家属及其他人尊重爱护病残者，不歧视病残者。

（4）饮食指导：通过健康教育帮助老年人了解合理饮食的重要性，以及具体的合理饮食的方法。

（5）运动指导：结合老年人的健康状况，指导他们选择适宜的运动方式，以及运动过程

中的注意事项。

（6）心理调适指导：根据老年人的心理特点，解决他们正确处理精神卫生方面的问题，鼓励他们科学地分析问题，开阔视野，陶冶性情。

3. 老年人健康教育的形式

健康教育的形式灵活多样，常用的老年人健康教育形式有以下几种：

（1）群体讲座：对于老年人普遍存在的健康问题，可以采用群体讲座的形式开展健康教育，如利用讲座向老年人讲授慢性病的病因、治疗及保健常识等知识，指导他们了解、掌握，并在日常生活中加以运用。

（2）个别指导：根据不同老年人的情况，可进行各种有针对性的指导。对初发病的老年人着重讲解饮食、运动、用药及自我护理知识。对患有慢性病的老年人则指导他们及时进行相关监测以预防并发症的发生。

（3）相互交流：邀请一些病情控制较为理想的同种疾患老年人进行座谈和交流，介绍成功的经验，也请饱受并发症之苦的老年人谈切身体会和经验教训，病友之间的交流最直接，对老年人影响较大。

（4）形象教育：建立健康教育专栏，利用图片、漫画等进行形象教育，这种形式直接、生动，老年人可从中得到更深刻的启示。

4. 老年人健康教育的注意事项

（1）考虑活动过程中的安全：老年人健康教育应该时时以参与者的安全为优先考虑的问题，为防止事故的发生需要制订安全规则并在活动开始时告知参与者。安全风险的应对方案应事先确定，特别是应掌握紧急联络人的联系方式等。

（2）加强与老年人的沟通：在进行健康教育过程中，态度要和蔼可亲，尊重老年人，通过与老年人的交流、沟通及时了解老年人的心理反应，得到老年人的信任，建立良好的护患关系，保证健康教育的顺利进行。

（3）教育内容要重点突出，反复强化：老年人的理解能力降低，且容易遗忘，可进行反复强化的教育，加强老年人对健康教育内容的理解和记忆。

（4）注意区别不同老年人的接受能力：老年人文化层次的不同，对健康教育的接受能力有较大差异，应区别对待。

（5）将健康教育内容贯穿于护理工作中：采取边护理边教育的方法，利用一切与老年人进行接触的机会开展健康教育。

第 2 节 老年人健康教育的程序

开展老年人健康教育的程序如下（见图 6-1）：

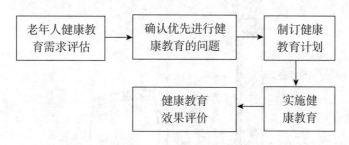

图 6-1 老年人健康教育程序

一、老年人健康教育需求评估

在对老年人群或个体开展健康教育工作之前，一般需要进行以下两方面的评估。

1. 教育对象的评估

教育对象评估的内容包括：

◇ 一般状况：包括年龄分布、性别构成、职业状况、受教育程度、家庭经济条件以及一般的生活习惯等。

◇ 健康问题与危险因素：可以通过健康体检和相关因素调查来获得。

◇ 学习能力：可以通过观察、测量、考核等方式确定。

◇ 学习态度和动机：可以通过访谈、问卷调查等方式进行考察。

◇ 对健康知识的了解程度。

◇ 对相关信息的信任程度。

◇ 健康相关行为实施情况。

2. 环境评估

主要是指对老年人生活的环境进行评估，以此了解老年人的生活环境及可能存在的健康风险。一般包括两方面内容：

◇ 物理环境：常用的有医疗保健服务地点距离老年人居住地的远近，提供服务是否及时；自然环境是否适宜居住，有无污染源或危险环境；人工建筑是否与自然环境协调等。

◇ 人文社会环境：主要包括各种社会系统，如保健系统、福利系统、教育系统、经济系统、宗教系统、娱乐系统、沟通系统、安全与运输系统等。

环境评估中，应特别注意为老年人提供安全保障的无障碍设施是否完善，如地面防滑，安全扶手等（见图6-2）。如通过评估和分析发现环境中存在安全隐患，则应对环境进行改造，同时在对这些老年人进行合理运动的健康教育时，可以适当增加一些改善关节灵活性的运动方法，以减少老年人跌倒发生的情况。

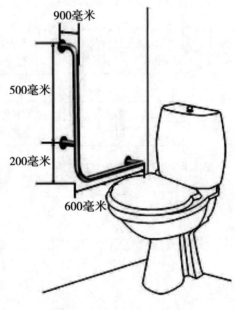

图6-2　卫生间安全设施

二、确认优先进行健康教育的问题

通过老年人健康教育需求评估，常常会发现老年人的健康需求是多方面的，此时就需要明确优先进行健康教育的问题。确认优先问题的基本原则是：

1．依据对老年人健康威胁的严重程度选择：优先选择致残致死率高、发病率高者、相关危险因素影响面大者进行健康教育。

2．依据危险因素的可干预性选择：优先选择致病明确、可以预防控制、有明确健康效益、老年人能够接受、操作简便的项目进行健康教育。

3．按照成本-效益估计选择：优先选择能用最低成本达到最大的效果的项目进行健康教育。

4．分析主客观因素选择：优先选择老年人最迫切希望了解而且外部客观环境较为理想的项目进行健康教育。

三、制订健康教育计划

1．确定健康教育目标

（1）计划的总体目标

总体目标是计划希望达到的最终结果，是总体上的努力方向。如老年人糖尿病管理的总体目标可以是"人人保持正常血糖"。这个目标一般较为宏观，需要长时间的努力才能达到。

（2）计划的具体目标

具体目标是为实现总体目标而设计的具体、量化的指标。其基本要求是具体、可测量、可完成、可信并有时间限制。一个良好的具体目标应当包括对以下问题的回答：

◇　对谁？

◇　将实现什么变化？

◇　在多长时间之内实现这种变化？

◇　在什么范围内实现这种变化？

◇　变化程度多大？

◇　如何测量这种变化？

例如，"通过 1 年的健康教育，使某机构内体重指数超过 28 的老年人中有 30% 体重指数下降到 24 以内"就是一个较好的具体目标的例子。在这个目标中明确回答了对谁？体重指数超过 28 的老年人；实现什么变化？体重指数控制在 24 以内；在多长时间之内实现这种变化？1 年；在什么范围内实现这种变化？某机构内；变化程度多大？30% 的目标老年人；如何测量则可以在计划中详细阐述。

2. 编制健康教育计划

编制健康教育计划的目的是准确地阐明健康教育的内容，即确定具体培训哪些内容，给予多少知识和技能以及如何培训这些技能。健康教育计划的主要内容应包括：教育内容、教育方法、时间分配、教具、评价方法等内容。明确的健康教育计划可以帮助准备教学内容、用具以及合理安排时间及准备评价用具，同时还可以使不同工作人员进行相同的健康教育内容时保持一致。下面以一次糖尿病老年人食品交换份的健康教育课程为例，说明健康教育计划的具体形式（见表 6-1）。（有关健康教育方法的内容详见本章第三节）

表 6-1　糖尿病老年人食品交换份的健康教育课程计划

内容	方法	教具	时间（分）	评价
糖尿病的饮食原则	讲授	投影仪	3	提问
食品交换份法简介	讲授	投影仪	2	—
标准体重的计算	讲授、示教、反示教	投影仪、身高体重计	10	反示教
每日热量需求的计算	讲授、示教、反示教	投影仪、计算器	10	反示教
每日热量的三餐分配	讲授、示教、反示教	投影仪	15	反示教
不同食品的交换	讲授、示教、反示教	投影仪、食品交换份表	15	反示教
选择适于自己的食谱	案例分析	白纸、笔	20	反示教

四、实施健康教育计划

实施老年人健康教育即将计划中的各项措施变为实践。在制订了完善的老年人健康教育计划后，即可付诸实施。主要工作内容包括：确定和联系场地、印刷发放通知、组织实施、效果评价、档案整理等。

在老年人健康教育的具体实施过程中还应注意做好以下几点工作：

◇ 首先开发领导层，以得到机构管理者的支持。

◇ 协调社会各界力量，创造执行计划的良好环境。

◇ 认真做好健康教育者的培训。

◇ 培养典型，以点带面。

◇ 不断调查研究，探讨新的教育形式和方法。

◇ 及时总结工作，交流、推广好的经验。

五、评价健康教育效果

◇ 知识性的内容可以通过让老年人复述、解释、判断正误及举例说明的方法来评价其对知识的掌握程度。

◇ 态度方面的内容可以通过访谈、观察等方法进行评价。

◇ 交流技能可以通过实例示范或访谈的方法来评价。

◇ 操作技能可以通过让老年人实际操作演示的方法评价。

◇ 决策技能则可以通过观察、示范、判断正误的方法来评价。

📌 知识链接

老年人健康教育策略

1. 增强老年人的认知功能：老年人健康教育应循序渐进，找到与认知功能相关的影响因素，对预防脑功能衰退、脑萎缩和记忆力减退的发生有极大意义。

2. 激发老年人参与的积极性：用真诚赢得老年人的信任，让他们知道学习是强健身心和延年益寿的需要，启发和调动老年人学习的积极性，正确引导和激发老年人的参与性。

3. 因人而异的灵活教育：健康教育的效果受诸多因素的影响，老年人的年龄、心理状态、生活方式、文化背景不同，同种疾病病程长短、接受能力、经济承受能力不同，对健康教育的需求、关心的问题也不同，因此，健康教育要采取因人而异的策略。

第 3 节　老年人健康教育常用方法与技巧

　　常用的老年人健康教育方法有针对群体的老年人健康教育讲座和针对个体的老年人健康咨询，同时可结合健康教育的内容发放相应的健康教育宣传材料。

一、群体健康教育讲座

　　在健康教育专题讲座中可能用到的方法和技巧主要有讲授、提问与讨论、角色扮演与案例分析、示教与反示教等。在具体实践过程中，可以根据教育对象的特点和教育内容的不同，综合选择这些技巧和方法。

1. 讲授

　　讲授是较传统的健康教育方式，教育双方的位置形式见图 6-3。

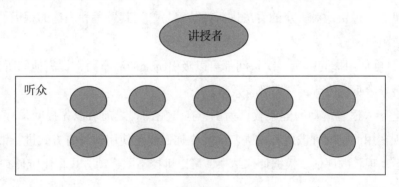

图 6-3　讲授组织形式示意图

　　讲授适用于传授知识，是最常用的教育方法。针对老年人的特点，对这一人群开展健康教育的讲授最好能满足短小精干、重点突出、直观生动的特点。

　　◇　短小精干：讲座规模与讲座时间不宜过大过长。一般老年人健康教育活动每次人数不超过 30 个，每次讲授的时间也不要过长，最好不要超过 2 小时，一般以 30 ～ 60 分钟为宜。

　　◇　重点突出：讲授时要给重点内容留出充分的讲授时间，以保证老年人可以充分理解所讲的内容。需要的话还可以结合其它的方法反复强调或解释重点内容。

　　◇　直观生动：讲授时选用的教具以直观教具为宜，如挂图、模型等。讲课的语言则应当生动鲜活。用老年人可以理解的生活用语代替专业用词，用老年人身边的例子代替枯燥的说教的方式可以起到提高讲授效果的作用。

　　以讲解高血压的监测为例，可以先用高血压老年人发生的危险情况作为开端，吸引老年人关注高血压的危害性。接下来讲解什么是高血压，此时注意用"高压"、"低压"代替"收缩压"、"舒张压"这样的专业术语。接下来就是有关血压监测的意义和方法的讲解，这应当是这一次课的重点，至少要将一半以上的时间留给这部分内容。此外还可以辅助以常用的血压监测的仪器的实物或照片，以便加深老年人的印象。

2. 提问

在讲授中可穿插提问。提问既可以用于讲授或讨论前的评估，也可以用于健康教育后的评价手段。提问的要点包括：

◇ 精心准备问题：问题或者能够激发学习兴趣、或者可以开启思路、或者用于评估或评价。

◇ 提问之后要给听众留有充分的时间进行思考和反馈：让听众有时间消化问题才能强化认识、加深思考，问题与答案连接过分紧密会影响提问的效果。

◇ 当听众对问题进行反馈或讨论时不要急于评价正确与否：应当为听众提供充分发表自己意见的机会。过快地对听众的看法进行评价容易打消其思考和表达的积极性，对以后类似的活动造成阻碍。

◇ 不要过度使用提问：每一次提问都可以吸引听众的注意力，提高他们听课的兴奋性，但过度使用会导致听众疲劳，减弱教育效果。

以促进老年人适宜运动的健康教育为例，在开始课程之前可以先提问，"请各位老年人都说说你们现在用的是哪种锻炼方式呢？为什么你们愿意使用这种方方式进行锻炼呢？"这是对老年人运动现状的评估。根据评估结果，可以讲授不同运动方式相比所具有的优点。

3. 讨论

讨论可以通过老年人之间的互相交流、互相启发，起到调动老年人学习积极性、丰富教学内容、提高教学效果的作用（见图6-4）。提问和讨论适用于培训知识、态度、交流技能、决策技能，是使用广泛的健康教育方法。

开展讨论时要注意以下问题：

◇ 控制分组讨论的人数：如果希望讨论气氛热烈、每个人都能够发表看法，则应控制每组讨论人数以 5 ~ 6 人为宜，最多不要超过 15 ~ 20 人。

◇ 明确需要讨论的内容：要提前充分准备，对需要讨论的内容和中间可能出现的问题要做到心中有数，以便控制讨论的节奏与方向。

◇ 讨论的时间要充分：根据讨论内容决定讨论时间，一般至少需要 5 ~ 10 分钟。这样才能保证每个人都能有时间思考和表达。

◇ 在讨论中起到主持的作用：根据讨论的内容和预期的目的来引导讨论的方向与节奏，同时可以做记录。注意在讨论过程中也不要评价老年人反应正确与否，以防阻碍讨论的进行。

◇ 在讨论结束后要及时总结：每一次讨论都有其预期的目的。如果是评估，则在讨论后要将评估的结果予以小结；如果是评价，则在讨论后应当对老年人的反应予以评判，说明其对知识或技能的掌握程度如何，应当如何保持或改进。

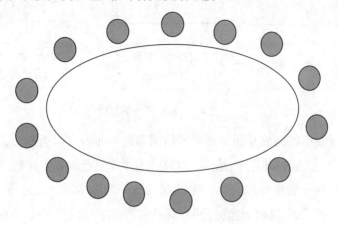

图 6-4　讨论组织形式示意图

4. 示教与反示教

示教与反示教是指由教育者为教育对象演示一个完整程序及正规的操作步骤，然后由教育对象在教育者的帮助指导下重复这一正确操作的全过程。示教与反示教是培训操作技能的最重要的方法。在进行示教与反示教时应当注意以下几个问题。

◇ 充分准备：教育者在进行示教前必须对所示教的内容有充分了解。

◇ 分解示范：对老年人不太熟悉的各种操作，尤其是较为复杂的操作，应当把整个操作过程分解成一个个简单的步骤，让受教育者掌握每一个分解步骤之后，再连贯操作。可以先连贯地将操作过程示范一次，然后分解示范每一个步骤，并同时讲解每个步骤的操作要点，最后再连贯示范全过程一次。

◇ 指导反示教：在讲解和示范完毕，应当让老年人进行反示教，即练习。当老年人在反示教的过程中，需要仔细观察他们的每一个步骤是否正确，及时给予指导或纠正。首先可以让老年人对每一个步骤单独练习，当每一个步骤都正确无误之后，则开始连贯地进行全部操作的反示教，此时主要是增加受教育者的熟练度。

二、个体健康咨询

作为健康教育的形式之一，健康咨询常常是一对一、面对面地咨询，此时老年护理师不但要有丰富的医学护理知识，还要能够正确运用人际交流技巧。

1. 基本步骤

健康咨询有六个基本步骤（见图 6-5），而每一步骤又都需要不同的交流技能，各步骤间相互衔接并需要不断地反复循环使用于咨询过程中。

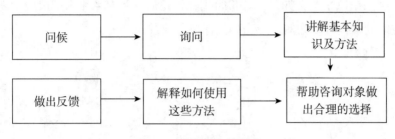

图 6-5　健康咨询的步骤

◇ 问候：问候是咨询的开始，要合理运用语言与非语言沟通技巧，尤其是非语言沟通技巧，让老年人产生亲切和信任的感觉，这样才会说出自己的真实问题。

◇ 询问：先从一般性问题问起，逐渐深入到问题的本质。此时宜多使用开放性问题。如"今天感觉如何？"，"这两天血糖控制得如何？"在交谈中，要认真倾听，不要随便打断对方的讲话，以免导致其不能充分表达自己的问题。当老年人提出问题之后，还要注意自己的反应，应当以正面、积极的反应为主，尽量不要简单评价对与错。

◇ 讲解基本知识及方法：讲述和介绍一些基本知识与技能需要利用健康教育的手段。但由于此时教育对象比较单一，常常就只有一个人在听，因而要针对前来咨询的人的具体情况给予讲解，做到有的放矢。

◇ 帮助咨询对象作出合理的选择：咨询是帮助咨询对象作出选择，而不是强迫和劝告。这是在进行健康咨询中需要注意的重要问题。

◇ 解释如何使用这些方法：知识的运用方法一定要符合老年人本身的实际情况。如介绍家庭消毒方法时，应当以家庭内已有的设施为基础，如蒸煮、微波消毒、阳光暴晒等，而不一定非要使用消毒柜。只有符合实际条件又简便易行的方法才最容易被接受。

◇ 接受反馈：接受反馈实际上发生在咨询的每一个步骤当中，每当讲解时或讲解后应当注意倾听和观察居民的反应。根据对方的反馈调整下一步要咨询的内容。

2. 健康咨询的注意事项

对老年人进行健康咨询时，要注意以下问题：

◇ 建立良好的人际关系：为建立良好的人际关系，必须合理运用沟通技巧，从初次见面开始就发展出相互信任和接纳的关系。

◇ 创造宽松的沟通氛围：在健康咨询中应当允许咨询者充分地表达自己的意见，无论其问题如何，都应该保持着开放与接纳的态度，让对方感到无论自己有什么问题都不会被批评否定。

◇ 准确地发现问题：在健康咨询中要能对咨询者的情况感同身受，这样才能准确发现对方的问题。尤其是对于一些隐藏的问题，可能咨询者本人也说不清楚，这时就需要老年护理师利用专业技能来帮助咨询者分析和确认问题了。

◇ 提出合理建议：健康咨询的建议应当是针对咨询对象的实际情况、能够确实解决其问题而又简便易行的方法。

◇ 为咨询者保密：由于健康咨询与咨询者的生活密切相关，因而可能会涉及一些个人隐私问题，所以一定要注意遵守保密原则，不可以把咨询者的情况随便告诉给其他人。这是建立信任的基础。

三、健康教育资料的设计与制作

在老年人健康教育中，除了利用现有的健康教育资料以节省时间和经费外，很多情况下需要制作新的材料。制作健康教育资料应当注意以下的问题。

1. 正确选择健康教育资料的媒介

按照媒介的特性不同，教育资料可以分成文字性资料和视听性资料两大类型。

◇ 文字性资料：常见的有标语、宣传册或宣传单、宣传画等。文字性资料制作简便、费用低廉，是最常见的健康教育资料类型。

◇ 视听性资料：受众面比较广，而且传播迅速、生动逼真，因而成为现代社会广为使用的传播手段。但其缺点是需要专业人员制作、费用高昂，因而在一般小型健康教育中并不经常使用。

2. 合理安排健康教育资料的内容和形式

电子媒介的健康教育资料制作过程比较复杂，专业性强，此处仅介绍印刷类媒介的设计制作。

◇ 标语（见图 6-6）：标语是最简练和最富于宣传性的一种健康教育形式。为吸引老年人的注意，标语应当颜色鲜艳、字体醒目。而标语的内容则应当言简意赅而又具有鼓动性。例如，在小区门口张贴标语"精神健康伴老龄，安乐幸福享晚年"。

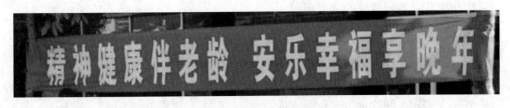

图 6-6　健康教育宣传标语

◇ 宣传册或宣传单：宣传册或宣传单是印刷类宣传品中最常用且效果较好的一种。一般适用于内容较多、文字较长的情况。制作出的宣传单（册）文字与纸张的对比应当强烈，字体应当清晰、大小适中，方便阅读，尤其是方便老年人阅读（见图6-7）。

宣传画：宣传画是利用直观形象的方式进行健康教育，而且不受文化水平的影响，突破文字和语言的限制，是老年人喜闻乐见的宣传方式。好的宣传画应当主题突出、色彩鲜明、清晰易懂。如果要配以文字，则注意不可喧宾夺主。

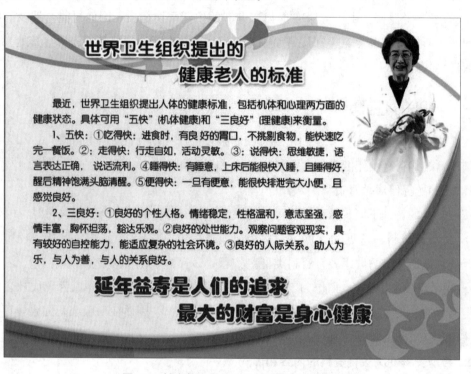

图6-7　健康教育宣传单（引自百度网图片）

示例：改善营养均衡的健康教育系列活动计划

目的：

1．帮助参与者了解不良饮食习惯所引起的营养均衡问题，以及正确摄取饮食的重要性；

2．介绍即使是独居者或高龄者也能轻松简单调理饮食的方法；

3．防止因营养不足造成的卧床不起。

活动时间：共7次活动，每周1次，每次100分钟（见表6-2）。

参与人数：20～25人。

注意事项：

1．要改变老年人的饮食习惯较为困难；

2．尽量避免强迫参与者一定要改善他们的饮食习惯；

3．可通过小游戏或评价表等有趣的方式进行。

表 6-2　具体方案

时间(分)	第一次		第二次	第三次	第四次	第五次	第六次		第七次
10	健康评估（测量血压；观察脸色、表情、动作等）	第一星期这期间每人按照饮食习惯检查表记录日常的饮食生活，第二次活动时将记录带来	健康评估（测量血压；观察脸色、表情、动作等）	健康评估（测量血压；观察脸色、表情、动作等）	健康评估（测量血压；观察脸色、表情、动作等）	健康评估（测量血压；观察脸色、表情、动作等）	健康评估（测量血压；观察脸色、表情、动作等）	第二至三星期这期间各自按照饮食习惯检查表自我检查饮食均衡情况（每星期一次）	健康评估（测量血压；观察脸色、表情、动作等）
10	开幕式（主讲人问候、活动目的、参与者注意事项等）小游戏（消除参与者紧张）		今日目的小游戏	今日目的小游戏	今日目的小游戏	今日目的小游戏	今日目的小游戏		说明教育后评估的内容和方法
30	讲座1：健康的饮食习惯；已经营养不良了吗？		进行健康教育前评估：饮食习惯评估（使用饮食习惯检查表）	讲座2：均衡是饮食的基本所在	讲座3：改善饮食习惯	讲座4：高龄者的饮食和营养	介绍可以轻松使用冰箱、电磁炉、微波炉调理蔬果食品的方法；根据现场能够使用的设备，尽可能让参与者自己动手做		1. 进行健康教育后评估：饮食习惯评估 2. 改善营养均衡的个体指导
10	休息，补充水分			休息，补充水分	休息，补充水分	休息，补充水分			休息，补充水分
30	饮食习惯检查表的记录方式			均衡饮食小游戏	改善饮食生活：一星期间饮食习惯检查表的记录方式	改善饮食习惯：上星期记录的检查表在小组中的讨论			调整个体目标
10	口腔健康体操		口腔健康体操	口腔健康体操	口腔健康体操	口腔健康体操	口腔健康体操		

案例

某机构内李大爷,68 岁,5 年前诊断为高血压。李大爷记忆力较差，经常忘记服药；平时运动较少，近 1 年来，体重增加 15kg；近半年经常感到头晕，眼花，偶有胸闷；最近感到头痛加重，并告知值班张医生，张医生给李大爷量血压，170/100mmHg，心电图显示有心肌缺血的表现，诊断为高血压病 2 级。张医生为其调整了药物剂量，并增加了一种药物。

问题：

1. 如果你是李大爷的照顾员，对李大爷进行健康教育的主要内容是什么？

2. 对李大爷进行健康教育时应注意哪些问题？

分析：

1. 李大爷目前处于高血压 2 级，且有头痛、头晕、眼花、胸闷等症状，心电图显示有心肌缺血，伴有肥胖、运动少等危险因素，不能遵医嘱服药。开展健康教育重点应教育老年人正确认识高血压病的危害，规范治疗以预防心脑血管病的发生的重要性；坚持非药物治疗，改变不良生活方式；强调长期药物治疗的重要性，坚持规范化药物治疗，遵医嘱按时按量服药；定期测量血压，并监测服药与血压的关系；同时对家属进行健康教育，督促老年人按时服药并坚持非药物治疗。

2. 针对象李大爷一样的老年高血压病人，在进行健康教育时应注意应用成人教育理论，首先应通过良好的沟通赢得对方的信任，调动对方积极参与学习的积极性，并针对李大爷的文化背景进行个性化的健康教育，将健康教育内容贯穿于护理工作中，同时结合开展家属教育，教育内容要重点突出，采用有阶段性、针对性的教育。

小结

在老年人疾病增多及心理调节能力降低的现实情况下，对老年人进行健康教育的重要性日趋突出。如何安排老年人的幸福晚年，指导老年人规律的生活，增进他们的身心健康，使之益寿延年，已成为一个重大的社会问题。结合老年人的生理和心理特点，采取多种形式开展健康教是老年人健康护理工作的一项重要内容，有着重大的现实意义和历史意义。

通过本章的学习，帮助老年护理师了解老年人健康教育的重点内容及注意事项，掌握老年人健康教育的程序及老年人健康教育常用方法和技巧，能够结合老年人健康需求开展健康教育。

老年人作为社会中一个特殊群体，其健康教育需求具有与其他人群不同的显著特点，在对老年人进行健康教育时应针对其生理心理特点采取相应的策略，帮助老年人预防疾病、延缓衰老，提高自我保健能力和生活质量。

思 考 题

1. 分析老年人健康教育的重点内容。
2. 简述老年人健康教育的注意事项。
3. 阐述老年人健康教育的常用方法。

第7章
培训的实施与评价

学习目标

➤ 描述培训设计的原则，常用的培训方法
➤ 会设计养老护理员培训前的需求调查问卷
➤ 学会按照基本步骤分类制订养老护理员培训方案
➤ 能根据养老护理员具体情况设计培训课程的内容
➤ 能编制养老护理员培训效果的评价问卷

为了适应养老照护理念、照护技术的不断变化与发展，以及养老环境的变化，养老机构中常会出现工作人员的知识和技能与岗位的实际需求之间存在差距。差距一方面源于新入职、转岗、岗位提升后工作人员感觉到知识、技能需要学习补充，另一方面管理者和机构从质量保证的角度也需要通过培训来缩短工作人员与岗位需求的差距。老年护理师在培训中主要承担的职责是对各级养老护理员的培训：包括对新入职和转岗养老护理员等的培训职责，本章从培训的需求分析、培训的设计以及培训的具体实施入手，讲解对老年护理师在培训时所应掌握的基本知识和技能。

第 1 节 培训的相关知识

培训既是教育活动，也是管理活动。对机构来讲，培训是一种有组织的知识、技能、标准、信息和理念的传递，同时也是实施管理的一种行为。老年护理师参与的新入职和（或）在岗的养老护理员的培训的目的是使养老护理员职业行为达到规范、流程标准化的目标，提升养老护理员个人能力，提高机构组织的服务质量，保证老年人得到高质量的护理服务。

一、培训的分类

老年护理师参与的对养老护理员的培训属于员工培训。员工培训是培训的一种类型，是指一定组织（机构）为开展业务及培育人才的需要，采用各种方式对员工进行有目的、有计划的培养和训练的管理活动，其目的是使员工不断地更新知识，开拓技能，改进员工的动机、态度和行为；是员工适应新要求，更好地胜任现职岗位工作或承担更高级别职务岗位工作的需要；培训有助于促进实现提高组织效率、保证提供高质量服务的组织目标。

培训按照不同的体系划分可以分为不同的类型。

1．按培训与工作的关系来划分：分为在职培训、脱产培训和半脱产培训。

2．按培训目的来划分：可分为文化知识培训、学历教育、岗位培训等。

3．按培训的层次划分：可分为高级、中级和初级培训。

在养老机构中针对养老护理员的培训包括新入职和在岗培训，形式可以是脱产培训也可以在职培训，内容以岗位培训为主，一般可以获得不同层级的证书。

二、培训的意义

1．增强养老护理员对机构的归属感和主人翁责任感。

2．促进机构与养老护理员、管理者与养老护理员的双向沟通，增强机构的向心力和凝聚力，塑造优秀的养老文化。

3．提高养老护理员的综合素质，提高服务的规范性、服务效率和服务水平。

4．提高养老护理员适应发展变化的能力，增强机构的竞争优势，储备后备力量，保持机构的活力和生命力。

5．提高养老机构的工作绩效。

三、培训原则

1．重视对培训的需求分析。

2．严格培训考核，注重培训效果。可以从以下几方面判断：

◇ 培训是否及时；

◇ 培训目标设定是否合理；

◇ 培训内容与形式是否恰当；

◇ 教材与教师方面的信息等。

3．明确培训的理念。包括：

◇ 认识到员工培训是机构生存和发展基础；

◇ 明确员工培训应该是终身过程，如应使养老护理员通过培训看到可持续发展的职业生涯路径，提高对职业的价值感；

◇ 应将单一的工作能力培训设计为综合型培训，注重对服务理念、学习态度和创新能力等开发。

4. 认识到培训是一个系统工程，应建立科学的、系统化的各类人员培训体系。

四、培训常用的方法

1. 讲授法

传统的培训方式。优点是运用起来方便，便于培训者控制整个过程。缺点是单向信息传递，反馈效果差。常被用于知识的培训。

2. 视听频技术法

通过视听技术，如投影仪、DVD、录像机等工具，进行培训。优点是运用视觉与听觉的感知方式，直观鲜明。但受训者的反馈较差；制作成本高，内容易过时。

3. 讨论法

可分为小组讨论与研讨会两种方式。研讨会多以专题演讲为主，优点是信息可以多向传递，与讲授法相比反馈效果较好。小组讨论法的特点是信息交流时方式为多向传递，学员的参与性高。多用于巩固知识，训练学员分析、解决问题的能力和人际交往的能力，但运用时对培训师资的要求较高。

4. 案例分析法

通过实际的案例分析，从寻找合适解决实际问题的方法入手，能有效训练学员分析解决问题的能力，优点对学员实际工作有意，反馈好。可以在培训中将案例分析和讨论的方式相结合，且效果更佳。

5. 角色扮演法

授培训者在培训中将实际工作情况中的各类角色进行扮演，在学员表演后，教师和学员可做适当的点评。信息传递多向化，反馈效果好、实践性强，可用于人际、关系、沟通能力的训练。

6. 在线培训法

是利用计算机网络信息培训方式，由于使用灵活，符合分散式学习的新趋势，节省学员集中培训的时间与费用。这种方式信息量大，对新知识、新观念的传递优势明显，更适合成人学习。

各种培训方法都有其优缺点，需要培训设计者针对培训的目的、学员的背景、具备的条件灵活组合，以期达到最佳效果。

第 2 节　培训前的准备

一、培训的需求分析

对养老护理员培训的需求分析是在需求调查的基础上，结合与岗位要求差距，对养老护理员在知识、技能等方面进行整体分析，从而确定培训的必要性及培训内容的过程。培训的需求分析是确定培训目标、制订培训计划、具体实施的前提条件和基础，是培训工作及时、有效的重要保证。

1. 培训需求产生的原因

培训需求产生的原因分成下三类，即：①因工作内容改变而产生的培训需求，如：机构增加了新的服务区域、痴呆单元等；②因养老护理员工作的领域改变而产生的培训需求，如从颐养单元调入到痴呆护理单元；③因组织目标改变而产生的培训需求，如养老机构的服务需要拓展到社区的日间服务中心。

2. 需求的分类

员工培训需求可以按不同的角度进行分类：按培训对象的范围不同可分为普遍培训需求和个别培训需求，具体内容见表 7-1 所示。

表 7-1　培训不同层面需求的内容

需求类型	培训目的	培训重点内容
整体层面	增强机构认同	机构文化、机构发展历程、机构基本规章制度等
	提升员工素质	工作态度、服务理念、服务方法、人际沟通、职业生涯规划
	提高员工技能	关键技术操作规范、计算机基本技能等
个体层面	不同类别	新入职养老护理员、新上任管理人员
	不同部门	护理部门、医疗部门、辅助部门、后勤部门

按培训时间的长短不同可分为短期培训需求和长期培训需求。短期培训需求大多是指机构在一年内的培训需求，时间上包括年度培训需求、季度培训需求、月度培训需求等；内容上包括突发情况的解决、引进技术的普及、政策法规的学习，侧重于对具体问题的解决和具体事项的处理，适用于由岗位胜任不满意到满意、由不合格到合格、由不胜任到胜任这一范畴的培训。长期培训需求指机构在未来一年以上（不含一年）这个时间段内的培训需求，这类培训需求的产生并不是基于现状，而是基于组织未来发展的要求，长期培训需求制订的依

据是组织未来的发展战略目标。长期培训需求涉及服务理念变革、战略转换、人才培养等方面的培训内容。

3. 需求分析内容

可以从个人层面、岗位层面和机构层面这三大层面上分析培训需求。以养老护理员培训为例分析：

（1）从个人层面分析需求

需要从养老护理员的具体岗位要求，以及将要接受培训的个人两方面进行分析。一方面可以从机构不同岗位的要求，与养老护理员已经具备的基本素质、知识、技能条件分析需求，岗位相同，有经验与无经验养老护理员的培训需求不同；另一方面可按入职的时间先后划分，可以把员工分为新入职养老护理员和在职老养老护理员（即在岗养老护理员），培训内容定位如图7-1所示。

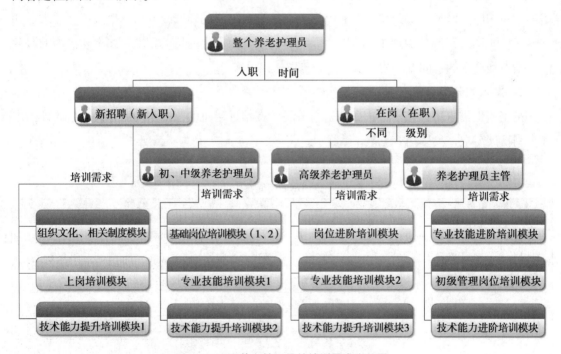

图7-1 不同养老护理员的培训需求定位图

（2）从岗位职责方面分析需求

岗位职责层面的培训需求分析是指对某一岗位的任职要求和考核指标进行评价，由此得出该岗位现任人员所应掌握的知识和所具备的技能（标准）与实际人员掌握的知识和技能水平之间的差距，进而明确培训需求的一种分析方法。

（3）从组织机构方面分析需求

机构层面的培训需求分析是指通过对机构的目标、资源、环境等因素的分析，准确找出机构存在的问题，并确定具体培训需求的一种分析方法。

4. 培训需求调查方法

培训需求的调查方法有很多，这里介绍 4 种简便可行的培训需求调查方法。

（1）面谈法

面谈法指的是访谈者根据与受访人面对面的交谈，分为正式和非正式两种情况。开展面谈的流程是：①确定面谈目的和需要了解的信息；②确定面谈对象和人数；③准备面谈提纲；④了解面谈对象的相关情况；⑤实施面谈；⑥整理分析资料；⑦总结；⑧反馈或报告。

（2）观察法

观察法是通过较长时间的反复观察，或通过多种角度、多个侧面或在特定的时间或事件中进行细致观察，从而得出结论的调查方法。为了便于观察后做出评价，可以设计一个观察表，如表 7-2 所示。

表 7-2　养老护理员工作状况观察表（范例）

观察项目	评价等级水平			
观察对象：观察地点：时间： 请根据被观察者的实际情况在下列每一项对应的水平等级上画"√"				
	优秀	良好	一般	差
服务态度				
工作情绪				
工作质量				
技术熟练程度				
沟通能力				
时间安排的合理性				
团队协作能力				
解决实际问题能力				
工作中安全意识				
总体情况描述：				
总体评价结果：合格□　不合格□				
评价者签名：				

（3）小组讨论法

选择一部分具有代表性且熟悉问题的人员参加讨论，从而获得培训需求信息的一种方法。

（4）问卷调查法

是指通过预先设计的调查问卷收集培训需求信息的调查方法。问卷形式包括开放式、探究式和封闭式三种，具体范例如表 7-3 所示。

表7-3　养老护理员在岗培训需求的调查问卷（范例）

编码□□□□□□

培训需求调查问卷

本问卷旨在调查规范化培训养老护理员对培训的需求。内容仅供培训设计单位使用，请放心填写。请您仔细阅读每项内容，在符合真实情况的选项标号上划"√"或在"_____"上填写相应内容。除注明"多选"外，余均为单选题目。

××部门培训项目组

A 一般资料

A-1 出生：____年____月

A-2 户籍：_____

A-3 性别：①男　　②女

A-4 婚姻状况：①未婚　　②已婚

A-5 文化程度：①初中以下　　②初中　　③高中　　④大专　　⑤本科及以上

A-6 是否有养老护理员证书：①是，在省市　　②无

A-7 目前你工作的（聘用的）机构名称：_____

A-8 是否有在其他养老机构工作的经验：①是　　②否

B 培训相关信息

B-1：是否参加过相关培训　　①是　　②否

如果是，具体回答下列问题

培训的时间：_____培训证书：_____

B-2：请选择你希望的培训方式是，并排序：

①面授　　②视频或录像　　③在线学习　　④自学　　⑤个别辅导

⑥在实践中学习　　⑦其他请注明：

请对上题中选择的授课方式进行排序：

B-3：通过培训，你最希望自己哪些方面的能力得到提高

①照顾老人能力　　②合作能力　　③沟通能力　　④法律伦理实践能力　　⑤专业发展能力　　⑥实施健康教育的能力　　⑦其他请注明：

请对上题中选择的能力进行排序：

B-4：请选择出你希望培训的课程/内容（可多选）

①职业素质教育（包括职业道德教育、礼仪行为规范等）

②法规制度（与老年人相关的法律、法规等）

③沟通交流（如沟通基本原则、沟通技巧等）

④心理学知识（如老年人心理、压力处理与调适等）

⑤症状/健康问题护理

⑥老年人信息电子化相关知识

⑦机构文化、环境、规章制度等

C 开放性问题

5. 培训需求的确认

培训部门对通过各种调查方法所获得的培训需求信息进行汇总、分类后，形成机构或员工的初步培训需求。为了使初步确定的培训需求切合机构或员工的实际培训需求，需要进行培训需求的确认。面谈确认是针对某一个别培训需求，通过培训对象面对面进行交流，听取培训对象对于培训需求的意见和态度，在此基础上对培训需求进行确认的一种方法。主题会议确认往往针对某一普遍培训需求而实施。它通过就某一培训需求主题进行会议讨论，了解参会人员的意见和看法，进而完善培训需求，确保培训需求的普遍性和真实性，为了培训决策和培训计划的制订提供信息支持。

知识链接

培训需求调查存在的问题及 PRM 课程开发模型

培训中需求的调查与分析十分重要，往往关系到培训是否有效，因此应该重视培训需求的调查，除此之外，培训调查还存在以下几方面问题：

1. 调查做得不深入；

2. 调查方法单一；

3. 需求调查与培训内容脱节。

要想解决需求调查与培训内容脱节的问题，可以尝试用 PRM 模型，P——"现象呈现"；R——"原因分析"；M——"措施及解决方案"。

1. 现象呈现：将需求调查中的培训对象的问题一一列举，尽快能多的列，此时是现象，而非结论，不要过早下结论，需要我们通过表面的现象，进入原因分析的阶段。

2. 原因分析：分析和挖掘导致以上现象的原因，尽可能把相关的所有原因找出来，分析导致现象的最重要的原因，排列轻重缓急顺序，排除首要原因。

3. 措施及解决方案：按照"传道、授业、解惑"设置内容。传道及知识层面，授业即技术、技巧层面，解惑即答疑解惑。

二、培训计划制订

在对养老护理员进行培训的体系中，制订全面周详的培训计划是关键环节之一，培训计划的编制要考虑到培训的层次性、计划的持续性和计划的可操作性。

1. 培训计划的制订原则与流程

（1）培训计划必须与组织／部门／项目的发展目标相一致，对目标进行分解分析。

（2）要依据目前具备的条件和可利用的资源为依据，分析现状、条件，使培训能够实施。

（3）要以培训需求分析为基础，进行培训计划的设计，组织整体的、部门的、项目的、个人的需求各不相同，设计的培训应该进行综合考虑。

（4）要依据具有的培训资源状况进行设计，包括硬件、软件、经费等。

（5）培训计划要考虑设计不同的方式来适应学员不同的需求。

（6）培训计划需要纳入组织机构/部门等的年度计划，以免发生冲突。

（7）培训计划应该包括培训效果和效益的预测和分析。

2. 培训计划制订流程（见图7-2）

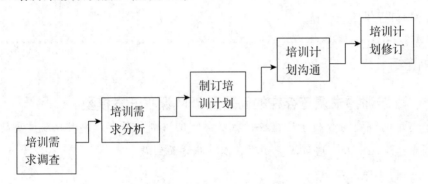

图7-2　培训计划制订的步骤

3. 培训计划的内容

根据培训的要求设计相应的内容，一般应包括的内容如表7-4所示。

表7-4　培训计划的基本内容

基本内容	具体要求
（1）培训目标	目标应该包括素质层面、知识层面和技能层面
（2）培训时间和地点	合理安排培训的时间，有助于完成整个计划的内容；地点应依据培训的方式和内容而定
（3）培训内容与课程	培训目标是内容设计的基础，针对不同的对象、不同的培训目的，培训的内容也会不同
（4）培训负责人与师资	根据培训的要求明确选择师资的标准、确定师资的来源以及对师资的管理
（5）培训对象	明确培训对象的背景、数量
（6）培训教材和工具	主要包括书籍、手册、指南、图表、录像带、光盘、网络资源库
（7）培训形式与方法	根据培训的目的、培训对象的特征、兴趣和动机确定不同的形式，或多种形式相结合
（8）培训评价	根据培训的目的设计培训评价的形式和时间
（9）培训预算	在培训计划中一定需要对花费进行测算，并按照预算执行

可以依据机构对新入职的养老护理员制订一个包括新入职培训和在岗持续培训的年度计划，下面给出一个养老护理员培训计划的范例，仅供参考。见表 7-5。

表 7-5 新入职养老护理员年度培训计划（范例）

编号	培训模块		培训时间进度										学时		教师	考核	
			1	2	3	4	5	6	7	8	9	10	讲授	实践		理论	技术
1	新入职培训模块	机构环境及组织结构											2			●	
2		机构文化和发展沿革											2			●	
3		养老护理员的行为规范与职业道德											4			●	
4		护理员岗位基本要求及规范											4			●	
5		养老机构安全管理规范											4			●	
6		养老护理员工作流程及规范											4			●	
7		养老护理员工作质量标准											4			●	
8		团队协作，沟通技巧											4			●	●
9		伦理规范与法律、法规											4			●	
10	在岗技术技能模块	老年人的生理、心理相关知识											8			●	
11		老年人基本照顾知识											20			●	
12		老年人基本生活照顾技能											10	30		●	●
13		常见突发事件的处理											4			●	
14		老年人安全防护技术											4	4		●	●
15		基本急救技术											4	4		●	●
16		日常照护工作记录方法											4	2		●	●

以上范例仅是供学习者在学习培训设计中的一个范例，实际的培训课程的内容学时会有所不同，但设计的理念、原则应该是相一致的。

第 3 节 培训的实施与评价

在对养老护理员培训的管理流程中，需求分析、制订培训计划是培训的组织的总体规划，完成以上步骤之后就进入了培训的具体实施阶段。

一、实施

针对养老护理员的培训与其他人员培训的基本步骤是一致的，都包括培训时间的确定、选择培训场所、设置培训课程、遴选师资、选择培训方式、培训设备的准备、设定培训的要求和培训的评价，由于培训评价的内容相当重要，我们在后面将作为一个独立的内容进行详细的讲解。

1. 确定培训时间

应根据培训方案中计划推进的要求，将培训的具体时间，包括课程整体的时间、开课的时间，每一模块培训课程的具体时间，需要形成培训课程进度表，并且明确考核和结业的时间。

2. 选择培训场所

对学员、教师、培训的管理者来讲，培训场所的选定也十分重要，需要根据培训的规模、方式，确定场所的空间，根据培训目的、方式确定场所的配套设施，如养老护理员培训既需要有讲授的空间——教室，也要有技能示教的空间和设施，还需要有学员技能练习和考核的空间和设施。

3. 设置培训课程

培训课程的设置过程也需要按照一定的流程进行，这样设置的能够达到培训目标的要求（见图 7-3）。

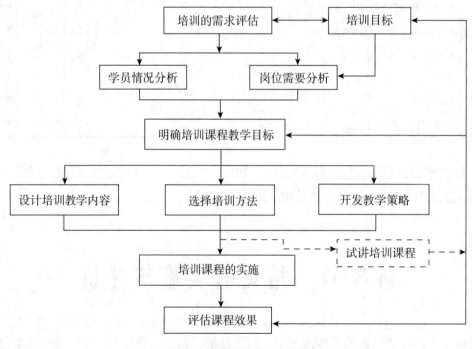

图 7-3　设置培训课程流程图

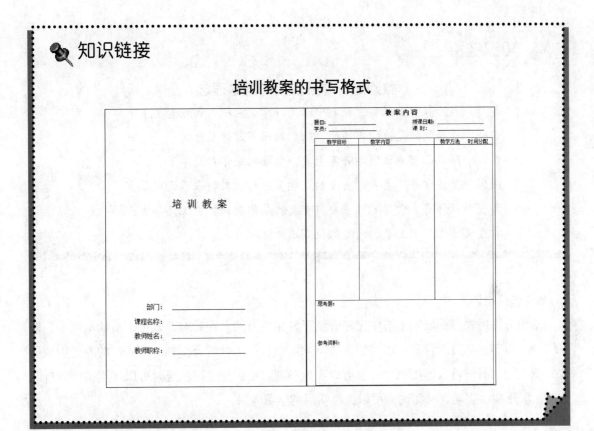

知识链接

培训教案的书写格式

4. 遴选培训师资

培训中师资的选择也是一个关键性的环节，要综合考虑对师资的要求。一般可以从以下几个标准选择：

◇ 丰富的实践经验（要有老年服务的实践经验）；

◇ 独立设计课程的能力；

◇ 有教学经验；

◇ 有较强的授课能力；

◇ 授课的效果评价好；

◇ 相关领域的知识或技能。一门课程也可以由多个不同特点的教师共同承担，完成培训目标的要求。

知识链接

教师进行课程讲授的基本理念

1. 学员应成为教师备课和上课的中心（以学生为核心的理念）；
2. 应使学员感觉到是他们想通的、悟到的而不是你教会的；
3. 教师明确自己有多么博学并不重要，重要的是学员能学多少；
4. 教师教了多少并不重要，重要的是学员能对你教的东西运用多少；
5. 学员对教师有多崇拜并不重要，重要的是你能让学员改变多少；
6. 对于那些你答不上来的问题敢说"不知道"。

5. 选择培训方法

培训方法的选择前面第1节中已经介绍了常用的方法。在针对养老护理员的培训中，根据培训的内容、学员的背景、培训的阶段不同可以进行多种组合。如对新入职的养老护理员在介绍机构的时候可以运用视频，也可以实地参观；在讲授法律法规时可以运用案例分析的方法，既形象、生动，又深刻，可以提高学员的学习效果。

知识链接

教师进行有效培训的六步准备法

第一步：确认培训的目的；

第二步：对听众（学员）进行详尽的分析，培训之前了解学员的年龄层次、性别构成、学识经历、心理趋向、彼此关系、是否接受类似培训、对本次培训期望值、所面临的主要问题、对未来的看法；工作岗位、服务对象、组织架构、收入水平等等；

第三步：列举你最熟悉、最有资格讲的内容；

第四步：有序地组织教案，首先将思考的材料，有条理地写出来，然后将所写材料按一定的顺序组织起来并安排好；

第五步：准备好精彩的开头和结尾，一堂培训课程如果前面5~10分钟没有吸引听众这场培训已失败得差不多了；一堂培训课程结束后学员能记住的往往只有最后几句话，"巧妙艺术的收尾"将是你这场培训是否给学员留下深刻印象的关键；

第六步：给你的语言润色。

6. 准备培训设备

培训的辅助设备可以提高授课的效果，根据培训的目标有些设备是必须的，例如对养老护理员进行技术技能培训时的一些示教器具，最好选择和照顾老年人所使用的用具一致，这样使学员能够更快地适应实际工作岗位，那么教学中这部分辅助设备就是必须的。如果培训的预算经费不足，没有那么多现代的电子设备，那么黑白版等传统设备也是能够完成培训的，但需要提前与培训教师沟通，以便在课程准备阶段就能够充分考虑。

7. 制订培训规定和纪律要求

培训在具体实施过程中，为了保证培训的效果，需要营造良好的互动气氛，但也需要制订一些规章制度，来约束学员和教师的行为。

二、培训效果的评价

培训效果的评价是对培训的一种反馈，是对培训实施质量控制的关键步骤之一。通过评价可以检验培训项目是否达到目标和要求；可以找出培训的不足，以便改进；发现新的培训需要，为决策提供信息；证明培训的投资获得回报。因此，要求采取恰当的方法，对培训效果进行充分、正确的评价。

1. 培训评价内容与评价方法

培训的评价一般包括以下几个方面：

（1）对学员的学习成果进行评价，包括培训后的测试，学员是否真正地掌握到传授的内容，一般笔试，口试、操作考试和课程案例分析，可以测评出学员的知识掌握情况。

（2）对教师的评价，可以包含授课和课程两个大的方面，可以是一次，也可以是多次，甚至可以设计成每一堂课后都进行评价；

（3）对培训的组织管理进行评价，包括时间、场所、设备以及整个培训内容的设计，可以使用满意度的问卷，在课程结束时对于课程整体设计的各个方面、教师等的满意情况进行评价；

（4）对培训效果和效益进行评价，包括预算的执行情况、培训后学员多大限度地通过自己的知识运用提高了自身和组织的绩效，一般可以应用绩效考核指标体系来回顾在培训前后员工的绩效变化程度，这部分内容可能是管理者比较关心的内容。

知识链接

柯克帕特里克的四层次评价标准框架

层次	标准	重点	评价方法
1	反应	受训者的满意程度	问卷法
2	学习	知识、技能、态度、行为方式的收获	试卷测验、工作模拟、观察法
3	行为	工作中行为的改进	培训结束后 3～6 个月进行
4	结果	受训者取得的成效	最难进行，运用较少

资料来源：Based on D. L. Kirkpatrick, "Evaluation" in The ASTD Training and Development Handbook(2nd ed.), R. L. Craig (ed.) (New York: McGra-Hill, 1996): 294-312

2. 培训效果评价步骤

培训的效果评价可以通过以下 6 个步骤完成：①确定评估目的、量化评估标准→②设计培训评估方案→③收集培训效果评估信息→④处理分析数据→⑤撰写培训效果评估报告→⑥应用／反馈培训效果评估结果。

3. 常用的评价工具

在实施培训效果的评价过程中，可使用相关的表格或问卷进行评价，下面介绍一些常用的工具。

（1）学员对培训的反应评价问卷（评价满意度问卷见表 7-6）

表 7-6 对培训的满意度问卷范例

×× 培训满意度问卷

为了了解本次培训对您需求的满足程度，请根据您的实际感受在相应的选项上打"√"，您的反馈对我们改进培训工作十分重要，请务必填写真实感受，问卷不记名，不会对您产生任何不利，谢谢！下面请回答。

1. 您对本次培训的内容如何评价？
A．非常好　　B．很好　　C．好　　D．一般　　E．差　　F．非常差

2. 您对本次培训的组织管理人员如何评价？
A．非常好　　B．很好　　C．好　　D．一般　　E．差　　F．非常差

3. 您对本次培训的日程安排如何评价？
A．非常好　　B．很好　　C．好　　D．一般　　E．差　　F．非常差

4. 您对本次培训的教师如何评价？
A．非常好　　B．很好　　C．好　　D．一般　　E．差　　F．非常差

5. 您对本次培训的方式如何评价？
A．非常好　　B．很好　　C．好　　D．一般　　E．差　　F．非常差

6. 您对本次培训的环境和设备条件如何评价？
A．非常好　　B．很好　　C．好　　D．一般　　E．差　　F．非常差

（2）培训课程评价问卷（见表7-7）

表 7-7　学员对课程的评价问卷（范例）

为了了解本次培训课程评价，请根据您的实际感受在相应的选项上打"√"，您的反馈对我们改进培训课程十分重要，请务必填写真实感受，问卷不记名，不会对您产生任何不利，谢谢！下面请回答。

1. 教材内容

  1.1　教材内容对未来工作有帮助吗？

    A. 很有帮助　　　　B. 有帮助　　　　C. 略有帮助　　　　D. 没有帮助

  1.2　所编写的教材内容是否清楚且容易吸收？

    A. 相当容易　　　　B. 容易　　　　C. 普通　　　　D. 不易

2. 讲师教学方法

  2.1　教师的专业能力如何？

    A. 非常好　　　　B. 好　　　　C. 一般　　　　D. 差

  2.2　教师的授课技巧及表达能力如何？

    A. 非常好　　　　B. 好　　　　C. 一般　　　　D. 差

  2.3　教师教学经验怎样？

    A. 非常好　　　　B. 好　　　　C. 一般　　　　D. 差

  2.4　教师对课堂气氛掌握怎样？

    A. 非常好　　　　B. 好　　　　C. 一般　　　　D. 差

3. 整体而言，你对参加本次培训课程满意程度如何？

    A. 非常满意　　　B. 满意　　　C. 一般　　　D. 不满意　　　E. 非常不满意

4. 您是否会向他人推荐我们的课程？

    A. 一定会　　　B. 会　　　C. 可能会　　　D. 不会　　　E. 肯定不会

（3）对教师授课的评价问卷

对培训教师可以采用教师对教师，或管理者对教师的授课进行评价，下面给出教师授课评价表，供参考。

表 7-8　培训教师授课评价表范例

项目	评价等级					
	1	2	3	4	5	6
1. 整个授课过程的态度 　 积极的，充满热情	☐	☐	☐	☐	☐	☐
2. 开场白（导入） 　 能激发学生兴趣	☐	☐	☐	☐	☐	☐
3. 声音						
音量适宜程度	☐	☐	☐	☐	☐	☐
清晰程度	☐	☐	☐	☐	☐	☐
说话速度	☐	☐	☐	☐	☐	☐
4. 表达能力	☐	☐	☐	☐	☐	☐
5. 操作示范	☐	☐	☐	☐	☐	☐
6. 鼓励学生参与	☐	☐	☐	☐	☐	☐
7. 教具的使用						
使用熟练	☐	☐	☐	☐	☐	☐
使用得当	☐	☐	☐	☐	☐	☐
使用的效果	☐	☐	☐	☐	☐	☐
8. 授课的进度	☐	☐	☐	☐	☐	☐
9. 授课内容的难易程度	☐	☐	☐	☐	☐	☐
10. 结束（小结）	☐	☐	☐	☐	☐	☐

案例

　　某养老机构今年新开设了一个接收认知障碍老年人的单元，床位规模是 50 张床，分设在 2 个不同的区域，为此今年新招聘了 20 名养老护理员，另外也准备从原来的区域调配 5～6 名在职的养老护理员，2～3 名护士（承担部分管理工作）。请针对这一情况，按照以上所学的内容设计一个培训计划方案。

小结

　　本章从培训相关概念、培训设计开始介绍，目的是使老年护理师掌握培训设计的基本知识，今后不但能够进行培训，而且能成为培训的设计者、组织者、管理者，全面提高老年护理师实施培训的整体能力。

重点讲解了培训设计的基本原则，培训需求调查分析的方法和内容；在培训计划的制订过程中从流程到内容逐一讲解；并且运用图表对培训实施的全过程进行分解，使护理师在掌握设计的基础上，今后在工作中能够运用并实施培训计划；最后列举多个培训效果的评价范例，供学习者学习和参考。

思 考 题

1. 设计培训计划方案的过程中应该考虑哪些方面的因素？

2. 在遴选培训师资时，最重要的应考虑什么？

3. 在岗培训的重点内容是什么？与其他新入职的养老护理员培训相比较内容上有什么不同？

4. 可以选择哪些方法对培训效果进行评价？

第8章
老年护理师科学研究基本知识

学习目标

➢ 复述科学研究的概念
➢ 列出养老护理研究中应遵循的伦理原则
➢ 能利用中文数据库查找文献
➢ 列出参与问卷调查时应注意的问题
➢ 描述现场观察时应注意的问题

第1节 概 述

科学研究在一个学科的发展以及指导实践中发挥着重要作用。研究结果可为老年护理师解决实践中遇到的问题提供依据，促使养老护理向着更为科学的方向发展。因此，老年护理师需要了解科学研究的基本概念、养老护理研究的内容以及应遵循的伦理原则，为今后参与养老护理研究及查阅该领域的研究成果打下基础。

一、科学研究的概念

科学研究是一种系统地探索和解决问题的活动，也即对未知事物的认识过程。

科学研究具有下列特征：

1. 实事求是 在研究过程中应遵循实事求是原则，确保研究的真实性、可靠性和科学性，以发现事物的真实特征和规律。

2. 普遍性 科学研究应探讨具有普遍性的问题，这样才能使研究结果有可推广的空间和被更多人应用的价值。

3．可重复性　研究方法和结果应可被他人重复和验证。通过多次验证，才能将研究结果用于指导实践。

养老护理是一项实践性很强的工作，为了提高养老护理实践的科学性，需针对养老护理领域中的问题进行研究，描述现象或事物的现状，分析现象之间的联系，评价干预措施的效果，为解决工作中的实际问题提供科学依据，最终目的是通过研究改进工作，以提高养老护理工作的质量和水平，使老年人得到安全、有效的照护。

二、养老护理研究的内容

在养老护理实践中，老年人存在生理、心理、社会各方面的问题，需要通过研究描述这些问题的现状，并探索各种新措施解决这些问题。因此，养老护理研究的主要内容如下。

1．老年人的问题

老年人是养老护理研究最重要的研究对象，既包括生活在社区或养老机构的健康老年人、空巢老年人，也包括患有慢性疾病的老年人。对老年人问题的研究主要涉及老年人生理、心理、社会等各个方面的问题，包括：

（1）老年人的生活方式；

（2）老年人的自我护理行为；

（3）老年人对自身所患疾病或照护相关的知识、技能；

（4）老年人的服药依从性；

（5）老年人的不适症状，如慢性疼痛；

（6）老年人的心理问题，如抑郁、孤独，以及压力应对方式；

（7）老年人的睡眠质量、生活质量、主观幸福感、社会功能；

（8）老年人对照护工作的需求等。

2．照护者的问题

照护者是养老护理工作的主要提供者，包括老年人的家属、养老护理员、医护人员等，他们的身心健康及工作相关的问题直接影响养老护理的质量和安全。对照护者问题的研究主要包括：

（1）照护者的身心健康；

（2）照护者的照护知识与行为；

（3）照护者的关怀行为、共情能力；

（4）照护者的照护体验、工作满意度、工作压力、工作倦怠、离职或留职意愿、职业价值观、职业承诺、组织支持；

（5）照护者的职业防护、工作场所暴力；

（6）照护者的在职培训需求、培训内容和方式、课程设置等。

3. 养老护理现状及管理问题

研究内容主要包括：

（1）养老护理服务的现状，如养老机构及人员现状；

（2）管理者的素质和管理方式；

（3）养老护理服务的质量管理、感染控制、安全管理（如跌倒、压疮、感染）；

（4）养老机构中各级各类人员的配置、工作绩效评价；

（5）养老护理工作中与法律、伦理有关的问题；

（6）老年护理师的角色职能、资质要求、培训需求、培训方式与课程设置、管理方式等。

三、养老护理研究中应遵循的伦理原则

养老护理研究大多数以人为研究对象，在研究过程中会遇到有关人类权利和科研道德等方面的问题。例如，以下情况都违反了伦理原则：

1．将不成熟的干预措施用在老年人身上进行试验，由此带来副反应，给老年人增加痛苦或伤害。

2．为了设立对照，剥夺对照组的老年人本该享有的照护措施，导致并发症的发生概率增加。

3．在不告知老年人的情况下，通过录像观察他们的行为。

4．泄漏涉及老年人身份信息的资料。

根据国际上提出的有关人体实验的伦理规范，在进行研究时，应遵循尊重人的尊严、有益原则和公正原则这 3 个伦理原则（见表 8-1）。

表 8-1 养老护理研究中应遵循的伦理原则

伦理原则	正确做法	违反该原则的案例
尊重人的尊严原则		
自主决定权	◇ 入选研究对象或分组时，应告知研究的必要信息，让他们自己决定是否参加研究 ◇ 如果研究对象不愿意参加或中途退出研究，不能因此受到任何惩罚和歧视	◇ 在不告知老年人的情况下，观察其行为或进行问卷调查（隐瞒或欺骗）

伦理原则	正确做法	违反该原则的案例
隐私权	◇ 对研究对象的隐私信息保密，包括姓名、住址、电话、婚姻状况、收入、疾病诊断、预后等信息 ◇ 问卷上用数字编码代替姓名，或将姓名、住址等个人资料放在单独一页、单独保存 ◇ 汇报结果时，删除姓名、床位号、照片或录像资料中的面孔信息等	◇ 将老年人的隐私信息和疾病信息公布给研究小组之外的人 ◇ 汇报研究结果时带有老年人的姓名、床位号、录像中的面孔等信息
匿名权和保密权	◇ 向研究对象保证不对任何人公开其身份，未经同意，不向他人公开研究对象的任何个人信息	◇ 使未经老年人授权的人得到了研究的原始资料 ◇ 汇报研究结果时，使老年人的身份被公开
有益原则	◇ 研究结果应对研究对象和社会有益，如获得健康知识和技能 ◇ 尽可能使研究对象免于身体、心理、社会、经济方面的伤害	◇ 将不成熟的干预措施用到人体，带来痛苦或伤害 ◇ 为了设立对照组，故意不提供常规治疗和照护措施 ◇ 增加检测项目，带来疼痛或损伤，或增加花费
公正原则	◇ 公平选择：使每个研究对象被入选和分到各个组的机会均等 ◇ 公平对待：许诺给研究对象的事应努力做到，对性别、职业、种族、地位等不同的研究对象一视同仁	◇ 依据老年人的地位、文化程度、是否容易合作等因素来决定是否入选或分到哪一组 ◇ 对某些老年人给予额外优待或歧视

第 2 节　查阅文献的方法

通过查阅文献，可获取养老护理领域的研究成果，从而将其运用到实践中。可查阅的文献包括已经发表的论文、会议论文、学位论文、图书、官方网站公布的信息等。目前通常采用电子数据库查找文献，包括中国期刊全文数据库（CNKI）、万方数据资源系统（万方）、中国科技期刊数据库（维普）等。本节以 CNKI 为例，介绍数据库的使用方法。

一、中国期刊全文数据库（CNKI）

中国期刊全文数据库（CNKI）是全世界最大的中国文献全文数据库，收录了国内公开出版的 8200 多种重要期刊，内容涵盖自然科学、工程技术、人文与社会科学各个学科领域。

1. 进入数据库的方法

（1）在购买了 CNKI 使用权的单位上网

如果用户所在单位的图书馆购买了 CNKI 数据库的使用权，那么可以在单位的局域网范围内，先登录到图书馆的网页，这样可看到图书馆所购买的数据库列表，直接点击 CNKI 的链接，即可进入检索页面。

在这种环境下查阅文献时，可以免费获取文献的全文。

（2）在自己家中上网

如果用户所在的单位没有购买 CNKI 数据库的使用权，或用户是在自己家中上网查阅文献，可输入网址 http：//www.cnki.net，进入 CNKI 的主页（见图 8-1）。点击主页右上方的"高级检索"按钮，即可进入检索页面（见图 8-2）。

在这种环境下查阅文献时，只能免费看到文献的题名、作者、来源（期刊名称）、发表时间、摘要等信息，如果要获取全文，需要付费。

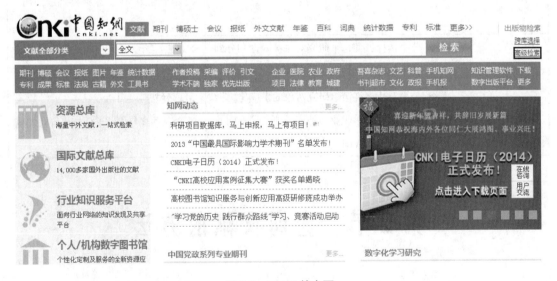

图 8-1　CNKI 的主页

2. 选择学科领域

在图 8-2 所示的检索页面最左侧，提供了文献分类目录。数据库默认的是所有学科领域。

◇ 养老护理相关的文献大多收录在"医药卫生科技"这一学科领域，所以，为了缩小检索的范围，建议先点击"清除"按钮，清空默认的学科领域，然后选中"医药卫生科技"这一学科领域。

◇ 另外，与养老护理相关的少数文献还可能收录在人文社会科学相关的类目中，因此，为了避免漏掉文献，还可同时选中"哲学与人文科学"、"经济与管理科学"等学科领域。

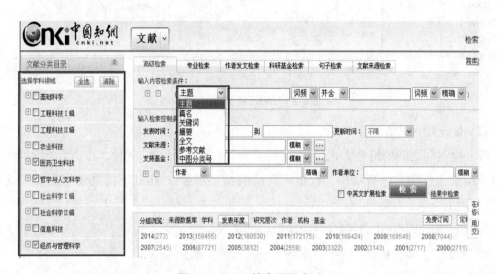

图 8-2　CNKI 检索页面（1）

3. 选择检索字段

在图 8-2 所示的"输入内容检索条件"这一版块中，默认显示的是"主题"。可根据自己的需要，在"主题"栏的下拉框里，选择其他检索字段，如篇名、关键词、摘要、全文。

（1）如果选择"篇名"，意味着检索出在篇名中出现某个检索词的文献。

（2）如果选择"摘要"，意味着检索出在摘要中出现某个检索词的文献。

（3）如果选择"全文"，意味着检索出在全文中出现某个检索词的文献。

4. 输入检索词、选择组合和匹配方式

（1）输入检索词

选择检索字段后，可在后面的框内输入检索词。

◇ 例如，要查找养老机构老年人抑郁状况的文献，可选择"主题"作为检索字段，输入"抑郁"并含"养老机构"这两个检索词（见图 8-3）。

◇ 需注意：不能直接将整个研究题目作为检索词，如果将"养老机构老年人抑郁状况"作为检索词，将会漏掉很多重要的文献。必须从中分析出关键词，如"抑郁"、"养老机构"

或"养老院"。

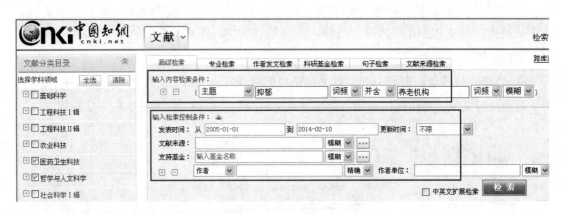

图 8-3　CNKI 检索页面（2）

（2）确定检索词的组合方式

两个检索词之间的组合方式包括"并含"、"或含"、"不含"3 种。在图 8-3 所示的"输入内容检索条件"这一板块中，数据库默认的是"并含"，在其下拉菜单中还有"或含"、"不含"两个选项。

◇ "并含"，即检索同时包含两个检索词的文献。

◇ "或含"，即检索包含两个检索词其中之一的文献。

◇ "不含"，即检索含有其中一个检索词、但不包含另一个检索词的文献。

（3）选择匹配方式

检索词的匹配方式包括"精确"和"模糊"两种，数据库默认的是"精确"匹配。在进行检索时，有些检索词有多种名称，例如，养老机构，有时也使用养老院、机构养老等词。如果输入检索词"养老机构"，选择"精确"匹配，那么含有养老院或机构养老的文献将被漏掉；此时，宜在下拉菜单中选择"模糊"匹配。

5. 限定检索控制条件

在检索文献时，可根据需要，在图 8-3 所示的"输入检索控制条件"这一版块中，限定检索控制条件。

（1）发表时间

查找文献时，通常以近年来比较新的研究结果为主。因此，可对发表时间进行限定。例如，要查找近 10 年的文献，可将发表时间界定为 2005 年至今（见图 8-3）。

（2）文献来源

如果要查找某个特定期刊发表的文献，可在"文献来源"中输入期刊名称，以限定期刊。例如，要查找"中国民康医学"这本期刊上发表的论文，可在"文献来源"后面的框内输入"中国民康医学"。

（3）作者

如果想检索某作者发表的文献，可在"作者"栏中输入这名作者的姓名。例如，要查找"张三"发表的论文，可在"作者"后面的框内输入"张三"，然后点击"检索"按钮。

6. 点击"检索"，查看结果

点击"检索"按钮，则显示检索出的文献列表，包括每篇文献的题名、作者、来源（期刊名称）、发表时间、被引次数等（见图 8-4）。

如果检索出的结果过多，可点击图 8-4 右上角的"结果中检索"，在此基础上进一步限定检索词进行检索，以缩小检索范围。

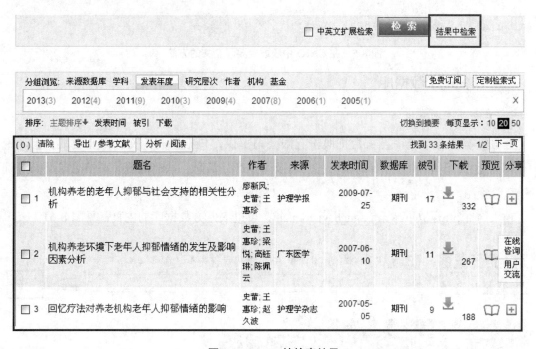

图 8-4 CNKI 的检索结果

7. 查看摘要和全文

（1）查看摘要

点击某篇文献的题名，则进入细览区，可免费看到这篇文献的摘要、关键词等信息（见图 8-5）。

（2）获取全文

点击图 8-5 所示的"CAJ 下载"或"PDF 下载"按钮，可下载全文。CAJ 和 PDF 是不同格式的全文，如果计算机上没有安装 CAJViewer 阅读软件，可点击图中的"CAJViewer 下载"按钮，先免费下载全文浏览器软件，安装在计算机上，才能阅读 CAJ 格式的全文。

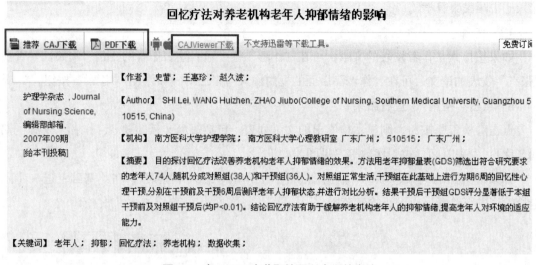

图 8-5　在 CNKI 中获取摘要和全文的方法

二、其他电子数据库

1. 万方数据资源系统

万方数据资源系统由万方数据股份有限公司提供，包括期刊论文、专业文献、会议论文、学位论文、科技成果、专利数据、公司及企业产品信息、法律法规、科技名录、高等院校信息等资源。

输入网址 http：//www.wanfangdata.com.cn/，可进入万方数据库的主页（见图 8-6）。

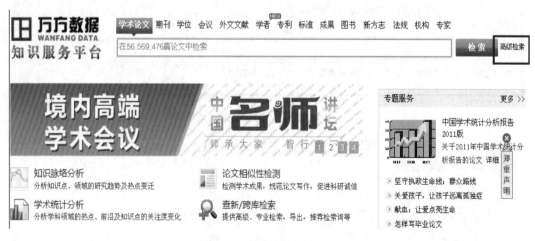

图 8-6　万方数据库的主页

点击图 8-6 所示的主页右上角"高级检索"按钮，可进入高级检索页面（见图 8-7）。这个数据库中的检索字段选择、检索词的输入及其组合方式（"与"、"或"、"非"）和匹配方式

（"精确"与"模糊"）与 CNKI 类似。

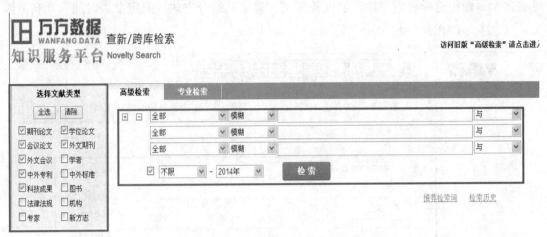

图 8-7　万方数据库的高级检索页面

2. 中国科技期刊数据库（维普）

维普期刊全文数据库是由重庆维普资讯有限公司研制开发的网络信息资源，共收录了 1989 年以来国内公开出版的 8000 余种期刊。

输入网址 http：//cqvip.com/，可进入维普的主页（见图 8-8）。在主页上方的检索栏中，选择标题/关键词、作者、机构、刊名这几个检索字段之一，然后输入检索词，可进行基本检索。

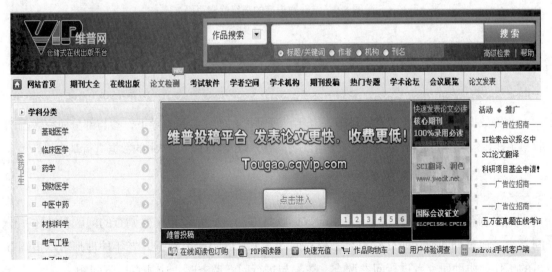

图 8-8　维普数据库的主页

点击图 8-8 所示的主页右上方的"高级检索"按钮，可进入高级检索页面（见图 8-9）。可在这个页面中选择检索字段，输入检索词、确定其组合方式，限定发表时间、期刊范围等，其方法与 CNKI 类似。

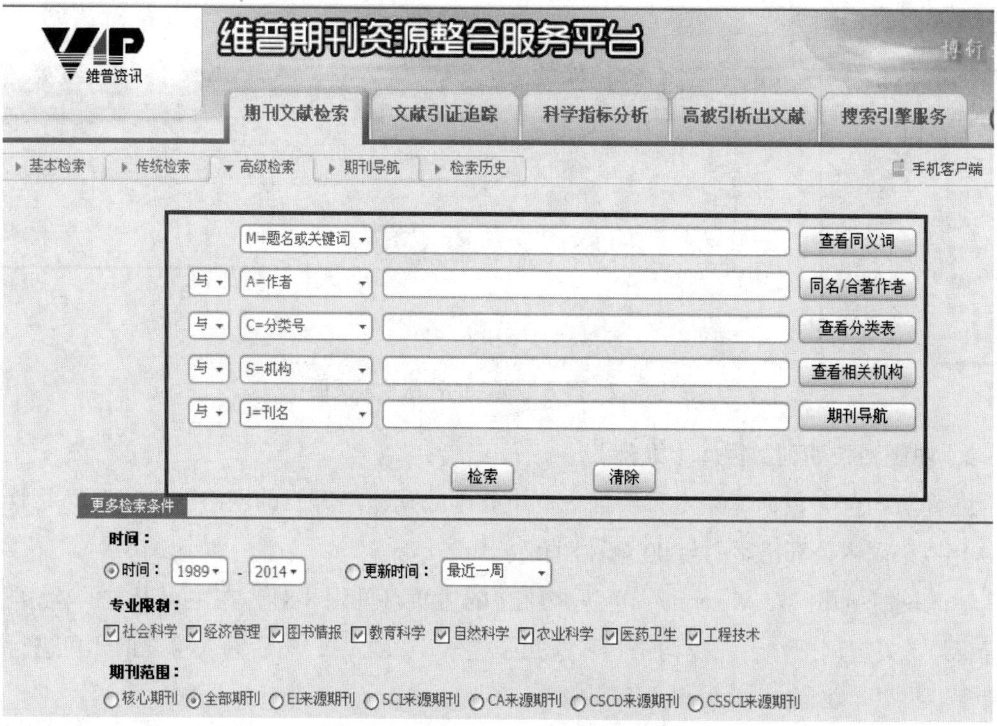

图 8-9　维普数据库的高级检索页面

第 3 节　参与收集研究数据的技巧

收集数据是研究工作的重要环节。老年护理师可在研究者的指导下，参与部分研究数据的收集工作，包括参与进行问卷调查、参与现场观察，以及对日常工作中的数据进行基本统计等。

一、参与进行问卷调查

问卷调查是养老护理研究最常用的数据收集方法。研究者把想要调查的问题设计在一份问卷中，通过询问或让研究对象自己填写问卷的方式收集研究数据。老年护理师可承担调查员的工作，协助研究者进行问卷调查。在参与进行问卷调查时，应注意以下问题。

1. 认真参加调查员培训

在正式进行问卷调查前，研究者会对调查员进行培训，以规范和统一调查过程和方法。

担任调查员时，应认真参加调查员培训，熟悉调查目的和问卷的主要内容，准确掌握问卷的填写要求和注意事项。培训内容通常包括以下几个方面：

（1）研究目的和意义；

（2）问卷所包含的内容；

（3）发放问卷的方式、时间安排、环境要求；

（4）发放问卷时的指导语；

（5）问卷各项内容的填写方法及注意事项；

（6）回收问卷的时间和方式（当场回收或间隔几天后回收）、检查问卷填写是否符合要求等。

2. 进行问卷调查时的注意事项

（1）征得被调查者同意

向被调查者发放问卷前，应使用培训时规定的指导语，解释研究的目的和意义、填写问卷需要多长时间、填写问卷的方法、对个人信息保密的承诺等，由被调查者自己决定是否接受问卷调查。

如果被调查者不同意接受调查，应该尊重他们的自主决定权，不能采用欺骗、强迫、利诱等手段强行使其参加，也不能在照护过程中对其采取惩罚性措施。

（2）采用匿名方式填写问卷

要采用匿名方式填写问卷，不在问卷上写被调查者的姓名，并且承诺对其个人信息进行保密，以免增加被调查者的顾虑，导致有意隐瞒真实信息或拒绝接受调查。

（3）解释问卷填写方法

向被调查者解释问卷的填写方法，避免出现填写不符合要求的现象。例如，图 8-10 的示例中：

A 一般资料（在相应横线上填写具体内容，或在每道题的选项序号上打"√"）

1. 年龄 __78__（岁）

2. 性别：①男；②女
　　　　　√

3. 文化程度：① 小学及以下；② 初中；③ 高中、中专；④ 大专；⑤ 本科
　　　　　　　　　　　　　　　　　　　　　　　　　　　√

4. 婚姻状况：① 配偶健在；② 丧偶；③ 离异；④ 未婚
　　　　　　　　　　　　　　　√

5. 是否患有下例慢性病（可多选）：

① 冠心病　　② 高血压　　③ 糖尿病　　④ 慢性支气管炎　　⑤ 阻塞性肺疾病
　　　　　　　　　√

⑥ 脑血管病　　⑦ 白内障　　⑧ 退行性骨关节病　　⑨ 其他（请列出）__骨质疏松__

图 8-10　问卷填写示例（1）

◇ 如果让被调查者自己填写问卷，要说清楚在横线上填写具体内容（如第 1 题"年龄"，要在横线上填上具体数值），或在每道题的选项序号上打"√"（如第 2、3、4、5 题）。

◇ 第 5 题是多选题，要提醒被调查者可多选；第 5 题中最后一个选项是"其他"，如果被调查者选择了"其他"这个选项，要提醒被调查者在横线上写出具体的疾病名称。

如果是调查员通过询问被调查者，根据其口头回答来填写问卷，也要按照图 8-10 中的要求填写。

（4）尽量当场填写问卷

尽量让被调查者当场填写问卷。如果调查员不在场，可能出现下列情况，导致调查结果不真实。

◇ 部分被调查者可能会请别人代替自己填写问卷，或在填写问卷时与他人商量。

◇ 被调查者对某些问题理解不清时，如果无法当场询问调查员，会盲目填写或不填。

（5）被调查者自己不能填写时

有些被调查者文化程度较低，或因为视力问题自己无法阅读或填写问卷，这时调查员可将题目和选项逐一读出来，根据被调查者的口头回答代为填写。但调查员在读题时，不能添加带有个人观点的语言。

（6）收回问卷时要检查

在收回问卷时，应认真检查每份问卷的填写情况，包括每道问题的填写方法是否符合要求、有无漏项等。对填写不全或不符合要求者，当面进行补充，确保问卷的有效率。

例如，在图 8-11 的示例中，第 4 题没有打"√"（漏项），应当场请被调查者补充；第 6 题"√"打在了①和②之间，应向被调查者核实选择的是①还是②。

C 请根据您最近一周来的感受，在适合自己的选项序号上打"√"	
1. 对生活基本上满意	① 是 ② 否 √
2. 已放弃了许多活动与兴趣	√① 是 ② 否
3. 觉得生活空虚	√① 是 ② 否
4. 常感到厌倦	① 是 ② 否
5. 觉得未来有希望	① 是 ② 否 √
6. 因为脑子里一些想法摆脱不掉而烦恼	① 是 √ ② 否
7. 大部分时间精力充沛	① 是 ② 否 √
8. 害怕会有不幸的事落到自己头上	√① 是 ② 否

图 8-11　问卷填写示例（2）

（7）避免提及带有负性色彩的词

在问卷调查时，避免提及"残障""残疾""失能""抑郁"等带有负性色彩的词，可用"身体状况""心理感受"等词汇代替，避免给老年人带来不良刺激，或导致他们有意回避或拒绝接受问卷调查。

二、参与现场观察

有些研究采用现场观察的方法收集资料。例如，采用观察法了解养老机构痴呆老年人异常行为的种类和频次。研究者通常会把要观察和记录的内容设计成表格，利用录像或用眼睛和纸笔记录的方式在现场收集表格中的信息。为了避免"外来者"干扰被观察者的活动和行为，研究者会培训养老机构的工作人员作为观察者，在参与照护工作的过程中观察老年人或照护者的行为。在进行现场观察时，应注意以下问题。

1. 认真参加观察者培训

研究者事先会对观察者进行培训，以规范和统一观察与记录的内容和方式。培训内容通常包括研究的目的和意义、观察表格的内容、判定标准和记录要点、观察时间段和地点的选择等。担任观察者时，应认真参加观察者培训，熟悉要观察和记录的内容，以确保不漏掉观察项目。

2. 进行现场观察时的注意事项

（1）征得被观察者的同意

事先应向被观察者或其法定监护人解释观察的内容、目的、时间和地点、对个人信息保密的承诺等，征得被观察者的同意。不能因为担心被观察者可能会不同意，而采用欺骗的方式，在不告知的情况下进行录像或观察，这样会侵犯他们的自主决定权和隐私权。

（2）观察前的准备工作

在观察工作开始前，应明确观察"谁""什么""何时""何地""如何"等问题，并准备好观察要用到的物品，如录像设备、纸、笔等。

◇ 观察的对象（谁）；

◇ 观察的内容（什么）；

◇ 观察的时间（何时）；

◇ 观察的地点（何地）；

◇ 观察的方式（用录像机，还是用眼睛和纸笔记录）。

（3）避免干扰被观察者的活动

在进行观察时，如果被观察者的活动和行为不会危及自己或他人的安全，观察者看到异常现象时，不要去评价、干涉或引导，应尽量使其保持自然状态，以确保观察到真实信息。

（4）做好现场观察记录

依据研究者事先设计好的观察表格和判定标准，将观察到的内容及其频次记录在表格中，记录时注明观察的时间、地点。

在观察过程中如果遇上突发事件、现场混乱等情况来不及做现场记录时，必须及时进行事后追记。

三、对现有的数据进行统计

在养老机构的日常工作和管理中，有一些常规记录的资料，可尝试利用现有的这些资料，对其进行基本的统计和分析。例如，可对以下数据进行分析和统计。

◇ 利用养老机构不良事件（如老年人跌倒、噎食、压疮）报告和记录的原始资料，统计近 3～5 年各类不良事件的发生率，并且详细分析每类不良事件的发生时间、原因、班次、老年人的特征（如年龄、性别、疾病）、结局等，从而为寻找不良事件的危险因素，进而有针对性地采取预防性措施提供线索。

◇ 利用养老机构每年常规调查的老年人满意度，计算某科区或整个养老机构老年人满意度的平均分，统计处于不同满意度分数段的人数和百分比，以及老年人在每个项目上的满意度情况，这样可以发现老年人总体的满意度水平，以及在哪些方面不满意，从而为今后改进工作提供依据。同时，还可在其他研究者的指导下，比较不同特征老年人的满意度有无差异，从而发现满意度较低的人群，并进一步了解其不满意的原因；也可通过不同年份满意度的比较，发现满意度的动态变化，以评价采取措施之后的效果。

小结

科学研究在一个学科的发展以及指导实践中发挥重要作用，可为老年护理师解决实践中遇到的问题提供依据，促使养老护理向更为科学的方向发展。通过本章的学习，使老年护理师了解科学研究的基本概念、养老护理研究的内容以及研究中应遵循的伦理原则，学会用电子数据库查阅文献，以及参与收集数据时的注意事项。希望老年护理师能参与一些研究工作，在他人指导下正确收集研究数据；并利用数据库查找出相关文献，将其用于实践，以提高养老护理工作的水平。

参考文献

1. 陆颖，冯晓丽．全国养老服务机构实务管理指南．北京：中国社会出版社，2011.

2. 彼得·亚伯拉罕斯，方宁远，汪海娅．老年健康．上海：上海兴界图书出版公司，2012.

3. 臧少敏，陈刚．老年健康照护技术．北京：北京大学出版社，2013.

4. 陆裕财．我在美国讲中老年健康．上海：上海交通大学出版社，2013.

5. 尹学兵．老年健康问题．上海：上海远东出版社，2008.

6. 康石．图解老人照护全书．哈尔滨：黑龙江科学技术出版社，2009.

7. 大塚眞理子．高齢者の看護技術．东京：医歯薬出版株式会社，2012.

8. 王曙红．临床护理评价量表及应用．长沙：湖南科学技术出版社，2011.

9. 朴顺子，尚少梅．老年人实用护理技能手册．北京：北京大学医学出版社，2011.

10. 王天明．长者照顾护理全图解．香港：万里机构·万里书店．

11. 中国就业培训技术指导中心，人力资源和社会保障部社会保障能力建设中心．养老护理员：初级．北京：中国劳动社会保障出版社，2013.

12. 中国就业培训技术指导中心，人力资源和社会保障部社会保障能力建设中心．养老护理员：中级．北京：中国劳动社会保障出版社，2013.

13. 中国就业培训技术指导中心，人力资源和社会保障部社会保障能力建设中心．养老护理员：高级．北京：中国劳动社会保障出版社，2013.

14. 中国就业培训技术指导中心，人力资源和社会保障部社会保障能力建设中心．养老护理员：技师．北京：中国劳动社会保障出版社，2013.

15. Carpenter BD. Family，peer and staff social support in nursing home patients contributions to psychological well-being[J]. J Appl Gerontol，2002，21（5）：93-275.

16. 刘丽萍．公寓老年人交往需求的调查 [J]. 中国老年学杂志，2009，29（10）：1265- 1266.

17. http：//topic.yingjiesheng.com/zhichang/daode/04224404A2012.html.

18. http：//www.jinglao.net/huliyuan/4595.html.

19. http：//wenku.baidu.com/view/f1a593de360cba1aa811dae5.html.

20. http：//baike.so.com/doc/866896.html.